体にいいつもりが逆効果！

やってはいけない「食べ合わせ」

食学博士
白鳥早奈英

青春新書
PLAYBOOKS

はじめに――「効率のいい食べ方」にはコツがある！

「ほうれん草で鉄分がとれる」
「牛乳にはカルシウムが含まれているから体にいい」
「果物にはビタミンCが多い」

健康を意識している方は、このように食べ物に含まれる栄養素をもとに「何を食べるか」を決めていませんか。

もちろんそれも間違いではありません。しかし、そこにはひとつ落とし穴があります。食べ物に含まれる栄養素は、「何と食べるか」によって、その栄養効果が変わるのです。

日本だけでなく海外の栄養学も学んだ私は、1982年にはじめて栄養学的に見た「食べ合わせ」を提唱しました。**食べ合わせとは、2つ以上の食材を組み合わせること**です。それまでも「ウナギと梅干しを一緒に食べてはいけない」といった俗説のようなものはありましたが、栄養学的見地から食べ合わせを論じたものはありませんでした。

食べ物にはさまざまな栄養成分が含まれており、何と組み合わせるかによって効果は変わってきます。その作用には次の3つがあります。

①相乗効果……それぞれの食材の効能が倍以上になる食べ合わせ
②相加効果……それぞれの食材の効能がプラスになる食べ合わせ
③相殺効果……単品では優れていても一緒にとることでマイナスになる食べ合わせ

なかでも、③の食べ合わせほどもったいないものはありません。せっかくとった食べ物の栄養素がムダになってしまうのですから。実はこの食べ合わせの中には、〈大豆＋ひじき〉〈牛乳＋ココア〉など、よくある食べ合わせも含まれています。「体にいいから」と思って食べているものが、そうではなかったということもあるのです。

本書では、そんな「やってはいけない食べ合わせ」を紹介するとともに、「知ってトクする食べ合わせ」について解説しています。食べ物に含まれる栄養素を味方につけ、効率のいい食べ方を知る――この食べ合わせの知恵が、みなさまの健康のお役に立つことを願っています。

なお、本書に関しましては、青春出版社の深沢美恵子様はじめ、スタッフの方々のご協力がありましたことに、心より感謝申し上げます。

平成27年6月吉日

白鳥 早奈英

体にいいつもりが逆効果！　やってはいけない「食べ合わせ」◉目次

第1章　その食べ方ではソンしてる！　やってはいけない「食べ合わせ」

第2章 栄養効果がアップする！ 知ってトクする「食べ合わせ」

第3章　体の悩みを解消！　病気にならない「食べ合わせ」

第4章 「何を食べるか」より「何と食べるか」で体は変わる

第5章　くらべてわかる「食べ合わせ」　体にいいのはどっち？

本文ＤＴＰ・フジマックオフィス

第1章

その食べ方ではソンしてる!
やってはいけない「食べ合わせ」

〈玄米＋野菜〉……血管、筋肉の老化を招く

「玄米菜食」をされている方がおられますが、玄米と野菜だけというのはおすすめできません。理由は、玄米と野菜とではどちらも食物繊維が多いので、食物繊維のとりすぎになってしまうことです。

食物繊維はカルシウムやマグネシウムといったミネラルを排出してしまう作用があるので、ミネラルが不足してしまうことになります。

カルシウムは、99％は歯と骨に、残りの1％が血液などの体液や筋肉などの組織にあり、出血を止めたり、神経の働きや筋肉運動など、生命の維持に重要な役割をしています。

カルシウムの不足が続くと、骨粗しょう症を招きやすくなります。さらに、精神が不安定になったり、高血圧や動脈硬化の原因になります。マグネシウムは、筋肉の動きを調整したり、神経の興奮を鎮《しず》めたり、カルシウムとともに骨の形成を助けます。

筋肉の収縮にもかかわっているので、極端な食生活が続き、カルシウムとマグネシウムが不足すれば、心臓の筋肉も充分に動かなくなってしまいます。

食べ合わせの知恵

〈玄米＋ゴボウ＋ゴマ〉

この食べ合わせには注意が必要です。一見大変健康によさそうですが、玄米とゴボウとゴマには食物繊維が多く、さらにゴマにはフィチン酸が多いので、ミネラルの吸収を妨げる結果を招きます。

〈大豆＋ひじき〉……腸が弱っている人には逆効果

〈大豆＋ひじき〉の煮物は和食の定番ですが、実はこれは悪い食べ合わせ。大豆のフィチン酸がひじきのカルシウム吸収を妨げるというデメリットがあります。

また、大豆には緩下の働きをするサポニンが多量に含まれており、ひじきには食物繊維が多いため、便秘症の人の場合、腸を刺激しすぎてしまい、逆効果となってしまいます。

便秘はゴボウ、ニンジン、レンコン、サツマイモ……といった繊維の多い野菜を充分にとっていれば防げるかというと、答えは必ずしもイエスとは言えません。実は、繊維をとってはいけない便秘もあるのです。

便秘には、大きく分けて3つあります。習慣性便秘、弛緩性便秘、けいれん性便秘の3つです。

習慣性便秘は、便意が起きたときガマンをしてしまうため、それが習慣になって便意が起こらなくなってしまうタイプです。弛緩性便秘というのは、老人や無力体質の女性によく見られるもので、おなかの筋力が弱いために便を送り出すことができないケースで、これは場合によっては医師の治療が必要な病気と言えます。

そして、けいれん性便秘というのは、大腸が過敏な状態にあってけいれんを起こすため、便が通りにくくなる現象です。いくら頑張ってもウサギのフンのような小さなかたまりがポロポロッと出る程度。それでいて一転して下痢をしたり、便秘と下痢の繰り返しの大変つらい症状です。これは過敏性大腸症候群と呼ばれています。

困ったことに最近、このけいれん性便秘が増えているのです。ストレスが大きく関係していて、文明病の一つと言われています。都会人に多いのがその証拠です。

やっかいなことに、けいれん性便秘は繊維をとるとかえって悪化してしまいます。大腸が過敏になってけいれんしているのですから、そこへさらに大腸を刺激する繊維を送りこむと、大腸はますます荒れ狂って激しい腹痛を起こすわけです。

もしあなたの便がウサギのフン型だったら……けいれん性便秘を疑ってみてください。このときは、消化のよい、カスの少ない食品を選ばなくてはなりません。野菜は火を通してやわらかくしてから。ビールやアイスクリームなどの冷たいもの、そして辛いものはいけません。

もっとも、けいれん性便秘には食べ合わせの工夫の前に生活を規則正しくすること、睡眠を充分にとることが必要でしょう。そして、精神的なストレスによって引き起こされていることが多いのですから、このストレスを解消してあげることが先決です。

食べ合わせの知恵

〈半熟卵＋オクラの煮物〉

半熟卵は消化吸収が非常によく、オクラは繊維質の中に緩衝の作用をしてくれるペクチンが大量に含まれていて、腸をいたわってくれます。

〈豆腐＋ゴマのペースト〉
豆腐は消化がよく、ゴマはペースト状になっているので腸におだやか。〈ヨーグルト＋蒸しカボチャ〉の食べ合わせも消化がいいのでけいれん性便秘に効果があります。

〈赤ピーマン＋キュウリ〉……美と健康の味方ビタミンCを壊す

キュウリがビタミンCを破壊する――と聞いて、あなたはきっとびっくりなさるでしょうね。でも残念ながら事実なのです。

コンビネーション・サラダ、アスパラ・サラダ、シーフード・サラダ……。生野菜をベースにしたサラダなら、名前は違っても必ずと言ってよいほどキュウリが入っています。確かに、キュウリは味にクセがなく、色どりもよいのでどんなサラダにもよく合います。ところが栄養学的に言うと、大変な曲者《くせもの》なのです。

理由は、キュウリに含まれているアスコルビナーゼという〝酵素〟。これが食べ合わせた野菜のビタミンCを破壊してしまうのです。アスコルビナーゼを含む野菜には、キュウリのほかにもニンジン、カボチャがあります。これらの食品を生で食べるときは、切ったらすぐに酢をかけることで、アスコルビナーゼの弊害を防ぐことができます。と言ってもカボチャの場合は、生で食べることはまずないので問題はありません。酵素は48度以上の熱が加えられると死んでしまうからです。

たとえば赤ピーマンとキュウリのサラダの場合。赤ピーマンの持つビタミンCを、キュウリのアスコルビナーゼがことごとく破壊してしまいます。ほうれん草とキュウリでも同じ。ほうれん草からとれるビタミンCはゼロに近くなってしまいます。

このような場合には、キュウリの相棒にビタミンCを看板とする野菜ではなく、ほかのものを選ぶのも方法の一つです。たとえば〈**セロリ＋キュウリ**〉。この食べ合わせなら大丈夫。セロリはビタミンB_1・B_2を売り物にする野菜ですから、キュウリの破壊力は及びません。

食べ合わせの知恵

〈野菜サラダ＋ドレッシング〉

野菜サラダに酢の入ったドレッシングを使うことで、ビタミンCを破壊するアスコルビナーゼの働きを抑えます。

〈大根＋ニンジン〉……心も体もストレスに弱くなる

ビタミンCを破壊してしまう食べ合わせはまだあります。ストレス解消の妙薬であるビタミンCですが、その代わりにきわめて繊細で壊れやすく、いわば蒲柳《ほりゅう》の質、〝美人薄命〟と言ってもよいでしょう。

果物や野菜に多く含まれていますが、とは言っても比較の上では微量なので、果物や野菜を大量に食べる必要があります。

生のままでは無理なので、ジュースにするとぐんと手間がはぶけますが、その代わりビタミンCの半分は失われてしまいます。それでも生で食べるよりはずっと多くのビタミンCがとれるので重宝します。

　ビタミンCを豊富に含んでいる果物としてはイチゴ、ザボン、柿、ネーブル、ミカン、夏ミカン、キンカン、レモンなど。野菜ではほうれん草、小松菜、大根の葉、京菜、ブロッコリー、葉唐辛子、サツマイモ、ピーマン、カブの葉、からし菜、カリフラワー、キャベツ、緑豆モヤシ、ジャガイモ、レンコン、三葉、芽キャベツなどです。

　ビタミンCには疲労回復効果があります。そのメカニズムについて簡単にご説明しましょう。

　ビタミンCは、副腎皮質《ふくじんひしつ》から分泌されるアドレナリンやステロイドなどのホルモンの生合成を促進し、そのホルモンの酸化を防止する。そのため各ホルモンは長時間活性化できる。人間はストレスを受けると脳下垂体《のうかすいたい》や副腎皮質系ホルモンが大量動員を受けるが、ビタミンCがあればホルモンをどんどんつくり出すので不足になることがない。ストレスに負けずすぐさま退治し、テキパキと事後処理することができる——というわけです。

　このようにストレスに強いビタミンCですが、やはり弱点はあります。それは自身が熱に弱いこと、酸化しやすいこと。そしてアルカリによって破壊されること。

野菜や果物を切ったまま空気にさらしておくと、ビタミンCは切り口からどんどん失われていきます。これが酸化です。だからジュースにするときは切ったらすぐジューサーに入れ、つくったらすぐ飲むこと、これが大事です。

それから、野菜の中には、それ自体にビタミンCを破壊する酵素が含まれているものがありますから要注意。先ほど述べたように、キュウリ、ニンジン、カボチャなどがそれですね。ビタミンC破壊酵素のアスコルビナーゼが含まれているわけです。

「もみじおろし」を例にとってみましょうか。

大根だけをおろした場合、おろしてから約2時間でほぼ27%のビタミンCが失われます。これに2割ほどニンジンを混ぜたもみじおろしの場合、同じ2時間で95%のビタミンCが損失してしまうのです。

驚くべき差ですね。

でも、これも心配することはありません。そういう野菜にはお酢の1滴で解決です。なぜお酢がこんな〝魔法のランプ〟みたいによく効くのでしょう。その秘密はpH（ペーハー）の操作です。

ニンジンやキュウリなどに含まれるアスコルビナーゼは、pHが5・6という条件下で最もよく働きます。ですから、pH３の酢を加えて、アスコルビナーゼが働きやすい環境を変えてしまえばよいわけです。

お酢の代わりに、ジュースの温度を下げるのも一法です。アスコルビナーゼは、人間の平均体温と同じ摂氏37度で最も力を発揮するので、材料をうんと冷やしてからジュースにすればいいのです。

加熱してもアスコルビナーゼの働きを抑えることはできますが、そうすると一緒にとるビタミンCも破壊されてしまうことになります。

お酢と低温法を併用すれば、さらに万全です。

食べ合わせの知恵

〈カリフラワー（生）＋セロリ＋しらす干し〉

カリフラワーにはビタミンC、セロリにはB_1・B_2、しらす干しにはB_2とカルシウムが多く含まれます。ビタミンCをたっぷりとりたい場合は、このようにアスコルビナーゼを含まない野菜の組み合わせを考えます。

〈キュウリ＋わかめ〉
わかめにはβ《ベータ》-カロテン・ニコチン酸・カルシウム・ヨウ素などが多量に含まれていますので、悪役アスコルビナーゼの横暴にもビクともしません。

〈甘エビ＋イクラ〉……集中力低下、疲れがとれない原因に

ビタミンB_1を含む食べ物の食べ合わせにも注意が必要です。

ビタミンB_1は、胚芽精米、強化米、大豆、落花生、牛レバー、枝豆、豚肉、イクラ、タラコ、スジコ、ハムなどに多く含まれています。エネルギー源――とくにでんぷんや砂糖などが燃焼してエネルギーを発生するとき、その手助けをしてくれる重要な栄養素で、これが不足すると何となく疲れやすくなったり、気分がイライラして、仕事に熱中できなくなります。そのビタミンB_1を破壊してしまう酵素があるのです。

それはアノイリナーゼという名前で、野菜ではわらび、ぜんまい、魚介類ではエビ、シジミ、カニ、アサリ、ハマグリ、そしてコイやフナなどの淡水魚類の内臓にたっぷり含ま

れています。熱を加えればやはりアノイリナーゼの効果も失われてしまいますが、魚介類をお寿司やお刺身で食べる場合は要注意ですね。〈甘エビ＋イクラ〉はその典型です。コイのあらいも同様。せっかくのB₁が破壊されてしまうのですから、大ゾンです。

そこで貝類をお刺身で食べるときは、できるだけ酢の物にして食べることです。アノイリナーゼは、酸性になるとその破壊作用がグーンと弱まってしまうからです。それからさっと熱湯をかけること。これが上手な食べ合わせのコツです。

食べ合わせの知恵

〈キュウリ＋カブ（葉と根）〉

キュウリを食べるとき気をつけたいのは、キュウリがハウス栽培の場合。農薬がとくに多く使われているからです。カブと食べ合わせれば、葉のビタミンB_2が農薬の解毒に役立ち、根の繊維が毒物を体外へ排出するので、農薬を吸収しにくくなります。

〈枝豆＋チーズ〉……イライラしたり、骨がもろくなる

骨をつくるのに欠かせない、大切な栄養素としてよく知られているカルシウム。しかし、きちんとカルシウムをとっていると思っていても、とんでもない食べ合わせでせっかくのカルシウム分をムダにしていることもあります。

たとえば〈枝豆＋チーズ〉。そして女性の美容食の〈玄米＋コンニャク〉の食べ合わせ。

ビアホールで、枝豆とチーズをおつまみにジョッキを傾けている人たちをよく見かけます。これが困りものなのです。チーズは確かに600㎎ものカルシウムを含んでいますが、そのせっかくのカルシウムも枝豆のフィチン酸で妨害されてしまうからです。日本酒党なら〈ほうれん草＋ワカサギのフライ〉というところでしょうか。これも困った食べ合わせです。ほうれん草に含まれるシュウ酸が、ワカサギのカルシウムを妨げてしまうのです。

玄米とコンニャクも、〈枝豆＋チーズ〉の場合と同じことが言えます。玄米のフィチン酸がコンニャクのカルシウムの吸収を妨げます。

カルシウムの働きは、骨をつくるだけではありません。

「最近、何だかすぐカッとしてしまうなあ」――そんな自分に気づくことがないでしょうか。ちょっとしたことですぐ部下や上司と言い争う。わが家に帰れば、子どものしつけが悪いと奥さんに当たり散らす――まだこの程度ならいいですが、カッとするあまり仕事上でミスを重ね、左遷などされたりしたら手遅れです。実際、企業の管理職には最近こんな病気でない病気が広がりつつあります。

ところが、その原因は意外と簡単なことなのです。ともすれば〝精神科の範疇《はんちゅう》〟と思われがちなこのイライラ、ヒステリーが、実はカルシウム不足によって引き起こされていたケースが多いのです。

なぜカルシウムが不足するとイライラ、ヒステリーが起きるのでしょう。それは、血液中のカルシウム・イオンの量が減って、神経細胞の働きが過敏になりすぎるためです。逆に言えば、カルシウムが神経細胞の働きを抑制する役目を果たしているということです。健康人なら、この抑制機能が正常に働いて、精神状態も安定しているというわけです。

カルシウムは、血液ともかかわっています。

一級建築士のAさん（43歳）は、ある日仕事中にカッターを使っていて、誤って指を切ってしまいました。たいしたことはないと軽く考えていたのですが、血がなかなか止まりません。Aさんはもともと貧血気味だったこともあって、間もなく失神してしまいました。「たかが指を切ったくらいで大げさな……」と同僚に笑われてしまいましたが、これもカルシウム不足のせいでした。血液は、ご存じのようにいったん体の外に出ると固まるという性質を持っています。ところがカルシウムが不足すると、血液が凝固しにくくなってしまうのです。

〝やり手〟と言われる商社マンのBさんは、まだ40歳の声を聞かないというのに、最近、歯がめっきり弱くなってきました。これにも原因がありました。Bさんの食事は最近酸性食品が多く、すっかり酸性に傾いた体質になってしまっていたのでした。

ちなみに、「血液が酸性になると病気になりやすいとか、疲れやすい」といった言葉をよく耳にしますが、実際に血液が酸性になることはありえません。血液のpHが7・0が中性で、7・0以上がアルカリ性なのです。そして、私たちの血液は常に両7・35から7・45のあいだに保たれています。このあいだでの変化でしかないのです。

食品の酸性・アルカリ性は元素の灰によって決まります。食品が燃焼したときにナトリウム・カリウム・カルシウム・マグネシウムの灰が残る食品をアルカリ性食品といい、果物・野菜・海藻がこれに属します。硫黄・リン・塩素の灰が残る食品を酸性食品といい、肉類・穀類がこれに属します。両者をバランスよく食べることが必要なのです。

酸性食品には、リンがたくさん含まれています。リンをとりすぎると、不要のリンが体内のカルシウム分を道連れにして、腎臓から尿となって排泄されてしまいます。その結果、カルシウム不足になり、歯を支えている下アゴの歯槽骨《しそうこつ》がもろくなってしまったのです。これを防ぐには、カルシウムで酸性に傾いた体質を弱アルカリ体質に変えてやらねばなりません。

カルシウムというのは、これほど私たちの体にとって大事な成分なのですが、たいていの人たちは、「カルシウムなんて子どもか妊婦の栄養素じゃないか。いい大人がそんな……」と馬鹿にします。こうしたことからか、毎年おこなわれる国民栄養調査で不足している栄養素の一つです。

「第一、カルシウムなんて、改めてとらなくたってふつうの食品の中に含まれてるんだろう？　もう歯が悪くなってしまった自分に、カルシウムなんて今さら必要ないよ」

あなたもそうお考えでしょうか。

でも、それは大きな間違いです。カルシウムは、年齢をとるほどたくさん、努力して摂取しなければなりません。たとえ総入れ歯になってしまったあとでも、充分にとらなければばならない栄養素です。前述の実例がそれを示していますね。

日本では、カルシウムの推定平均必要量を、12〜14歳の成長期で一日男子0・85g、女子0・7g、15歳以上は男女とも平均0・55〜0・65gでよいとしています。でも欧米では、中年から老年者のカルシウム必要量を「一日0・8g以上」としています。つまり、日本の成長期とほぼ同じ量が望ましいとしているわけです。

ところが、平成25年度の「国民栄養調査」によると、私たち成人の一日当たりのカルシウム摂取量は0・48。0・3g以上も不足しているのです。

私たちの骨は、成人になってからでも毎日新しくつくりかえられています。カルシウムのおかげです。だから中年以後にカルシウムが不足すると腰痛や骨折などを起こしやすくなります。女性の場合はとくに、骨粗しょう症と言って、骨の石灰分が少なくなり、いわゆるスの入った大根のようになってしまう怖い病気にかかります。これでは、ちょっとしたもののはずみで骨折してしまうのも当然です。この病気は閉経後の女性に多いものです。

骨ばかりではありません。前述のように、ヒステリー症状や血液の凝固を防いでくれるカルシウムは、私たちの体液を弱アルカリ性に保ち、私たちの健康を維持してくれます。老化現象を防いでくれるのですから、年齢をとるほどせっせととらなくてはなりません。

　また、年齢をとるほど体内でのカルシウムの吸収が悪くなりますから、ますます量を増やさなければならないのです。量はもちろん、食べ合わせの知恵でムダのない摂取をしなくてはなりません。日頃酸性食品の多い人はなおさらですね。

　さて、これまでのご説明で、とくに中年以降の私たちの体にとって、カルシウムがどんなに大事なものであるかということがおわかりいただけたでしょうか。

食べ合わせの知恵

〈ご飯＋切干し大根〉

一見貧弱そうな切り干し大根には驚くほどのカルシウムが含まれています。また、近頃私たちの食卓から姿を消してしまった佃煮もカルシウムの宝庫。ほかには、わかめ、干しエビ、煮干しなども食べ合わせるとよいでしょう。

〈牛乳＋ココア〉……せっかくのカルシウムがムダになる

カルシウムというと、牛乳が思い浮かぶ方が多いかもしれませんね。

牛乳は、カルシウムもあり、ビタミンA・B_2・パントテン酸あり、タンパク質・脂肪あり、という大変すぐれた食品なのです。牛乳のこうした栄養価は古代から高く評価され、牛肉食を禁じたインドでも牛乳だけは古くから飲まれていました。

仏教で言う「五味」というのが牛乳製品の意味で、原材料の牛乳から「酪《らく》」「生酥《しょうそ》」「熟酥《じゅくそ》」「醍醐《だいご》」と、次第に精選加工されていくほど上味になり、最後は「無上の醍醐」となります。今日、何かと言うと〝醍醐味〟と用いられるのは、この牛乳製品の味から来ているのです。

「無上の醍醐味」とは、現在のチーズである――とされていますが、あのお釈迦さまでさえ、仏教の経典にちゃんと牛乳の効用を書き記しているのです。

わが国には、7世紀孝徳天皇の文化のころ、呉《ご》の善那《ぜんな》というお坊さんが献上したのがはじめとされていますが、その頃はまだ〝薬〟の扱いでした。

以後、平安時代に宮中で用いられたという記述があるほかはバッタリと途絶え、ようやく江戸後期になって、十一代将軍家斉《いえなり》がインドの白牛を輸入して牛乳をしぼったという故事が出てきます。一般的に普及したのは、牛肉と時を同じくして明治以後。バター、練乳、カゼイン、乳糖、乳酒の原料としても幅広く用いられるようになりました。

この牛乳の栄養効果を妨げてしまうのが、〈牛乳＋ココア〉。よくある飲み方ですが、ココアの食物繊維が牛乳のカルシウムの吸収を妨げてしまいます。〈大豆＋牛乳〉〈きなこ＋牛乳〉も同様です。

では、何と組み合わせるといいのかと言うと、**〈カニ＋牛乳〉**。カルシウムと同時にマグネシウムをとることができます。

マグネシウムと言うと、硬い鉱物を連想して人間の生命とはまるで関係のない存在のように思われますが、実は私たちの生命を維持する上で、重要な役割を持っています。

すなわち、カルシウムは骨をつくりますが、マグネシウムは骨と骨をつないで円滑に動かす軟組織や、骨質成分として重要です。ほかにも、カルシウムが骨を形づくる際の微妙な酵素反応にも関連しています。つまり、マグネシウムはカルシウムの活動を助けるいわば〝女房役〟で、この２つは人間の生命にとって不即不離、切っても切れない関係にあると言ってよいでしょう。

カルシウム2に対してマグネシウムが1という割合がいいのではないかと言われていま す。この比率が守られていないと、カルシウムもマグネシウムも、ともに正常に働くことができなくなります。「2対1」――夫に花を持たせていたマグネシウムも、この比率が崩れると、一転して悪妻ぶりを発揮し、骨自体を食い荒らすことになりかねません。これは「2対1」のバランスを保とうとする自浄作用と言われます。

カルシウムの一日の必要量は、成人男子0・55〜0・65g、成人女子0・50〜0・55gです。

そこで、マグネシウムを補給するのに最も効率のよい食べ合わせとして、私は〈カニ+牛乳〉をおすすめするわけです。

カニは、マグネシウムのほかにナイアシン、良質タンパク質も多量に含んでおり、その上低カロリー食品という長所がありますから、たくさん食べても太る心配はありません。難点といえば値段の高いこと……ですね。

そこで少量のカニから効率よくマグネシウムを引き出す方法として牛乳を活用するわけです。これまでにさまざまな食べ合わせが考えられてきましたが、現在では牛乳との組み合わせがベストと言ってよいでしょう。〈カニ＋牛乳〉のコンビは、カルシウムとマグネシウムがちょうど「2対1」の割合で摂取できますから、まさに理想的です。

カニは、生物学で言うと甲殻類の一目に属し、種類が多いのですが、食用に供せられるのは北海道のタラバガニ（毛ガニ）、日本海の松葉ガニ（ズワイガニ、越前ガニとも言う）、表日本内湾、近海に多いガザミ、ヒシガニ、汐入りの河川に産するもずくガニなどで、タラバガニは大部分が缶詰に加工され、生鮮食品として一般に出回っているのはほとんどが〝ワタリガニ〟の名で親しまれているヒシガニとガザミです。

食べ合わせの知恵

〈小エビ＋牛乳〉

カニ以外でマグネシウムが多く含まれる食品は、小エビ、イワシ、干しタラ、白魚、干しアンズ、梨、バナナ、サクランボ、イチジク、グレープフルーツ、アーモンド、落花生、クルミ、アスパラガス、インゲン豆、キュウリなど。

このうちアスパラガス、インゲン豆、キュウリには、食品そのものの中にカルシウムとマグネシウムが「2対1」の比率で入っていますが、ただ総量としては〈カニ＋牛乳〉の食べ合わせにははるかにおよびません。

〈ニンジン＋バター〉……ビタミンA過剰症が不調を引き起こす

ビタミンは、とればとるほどよい、たくさんとればそれだけ確かな健康が手に入る——誰もがそう思います。でもビタミンの中にはとりすぎると危険なものもあるのです。

ビタミンは、微量で動物の栄養を支配しその成長や健康保持に欠くことのできない有機物質ですが、大きく分けて「脂溶性ビタミン」と「水溶性ビタミン」の2つに区別されます。脂溶性ビタミンはA・D・E・K、水溶性ビタミンはB_1・B_2・B_6・B_{12}・C・ニコチン酸・パントテン酸などがおもなものですが、このうち〝とりすぎる〟と害になるのが脂溶性ビタミンです。

水溶性ビタミンは、いくらとっても尿と一緒に体外に排泄されてしまうので問題はありませんが、脂溶性ビタミンは、とりすぎるとそのまま体内にたくわえられ、組織細胞に異常を引き起こします。

たとえばビタミンA。これは、動物の成長や眼球構造の生成に必要であり、不足するとトリ目になったり、粘膜が角質化して目の諸病の原因になります。

ヤツメウナギ、牛豚レバー、マーガリン、ホタルイカ、バター、ウニなどに多く含まれています。野菜では緑黄色のものに多く、体内に吸収されてからビタミンAになるカロテンという成分として含有されていますが、こちらは問題ありません。

「最近どうも食欲不振だし、居眠りばかりしている。体を動かすのさえおっくうになる」――こうボヤいているあなた。あなたも危険信号ですよ。一応はビタミンA過剰症を疑ってみるべきです。

人間の一日の必要量は、成人男子2000IU〔国際単位〕（＝600μg）、成人女子1800IU（＝540μg）。それ以上にとりすぎると「ビタミンA過剰症」になる。急性だと吐き気、脳圧が昂進《こうしん》し、いつも居眠りばかりするようになります。慢性だと食欲不振で体を動かすのもイヤになり、さまざまな病気の原因になっていきます。乳幼児の場合は体の成長が止まってしまい、眼機能障害を起こします。

豚、鶏のレバーには、100g当たり、約13000μgものビタミンAが含まれていますから、一日必要量の22倍。食べ合わせの知恵でとりすぎをカバーしなければなりません。

イヌイットの人たちは、年に1回猟をします。なかでも北極熊は最高の獲物です。頭からツメの先まで、すべてムダにしないよう利用しますが、肝臓にだけは決して手をつけようとしないということです。それは、「北極熊の肝臓を食べると病気になる」――という古い言い伝えがあるからで、調べてみると、この言い伝えにはちゃんと根拠がありました。北極熊の肝臓にはビタミンAが多すぎて、過剰症を招いていたのです。

イヌイットの食生活では、当然野菜不足になりがちです。上手な食べ合わせができないため、ビタミンA過剰症になる。イヌイットの古老たちは、このことを先祖伝来語り続けてきたのでしょう。

ビタミンA過剰症の場合、〈ニンジン＋バター〉の食べ合わせは厳禁です。バターの脂肪分がニンジンのβ‐カロテン吸収を促進してしまいます。

それからビタミンD。これは体内でカルシウムやリンの代謝に関係しています。マグロ脂身、イワシ、ブリ、サンマ、サバ、サケ、さつま揚げ、カツオの塩辛、干しシイタケなどに多く含まれています。これが過剰になると、カルシウムを吸収しすぎて高カルシウム血となり、嘔吐《おうと》、腹痛、便秘症状を呈し、やがては脱水症状から昏睡状態に陥ります。カルシウムをたくさん含んでいる牛乳（１本で２００㎎）とビタミンＤの多いマグロの脂身を食べ合わせたりすると、症状が進んでしまいます。

また、カルシウムとリンとのバランス（１対２）が崩れると、骨のつくりが悪くなりますし、十二指腸での亜鉛の吸収も悪くなります。

カルシウムは大切な栄養素ですが、バランスよくとるということもまた、大切なのです。

食べ合わせの知恵

〈切り干し大根＋わかめ〉

カルシウムの多い食品をとる場合、ヨウ素やマンガンを補給すると、カルシウムの過剰を防ぎ、栄養バランスがよくなります。〈牛乳＋ホタテ貝〉〈牛乳＋海苔〉〈チーズ＋オートミール〉〈チーズ＋くるみ〉なども同様です。

〈ほうれん草＋ゆで卵〉……鉄分不足による貧血に注意

人間は、鉄分が不足すると貧血を起こします。私たち日本人は一般的に鉄分不足と言われ、貧血を起こしやすい潜在性鉄欠乏症の人が女性で30％、男性で10％はいるそうです。

ほうれん草には、この鉄分が100g中2・0㎎含まれています。成人男性が一日に必要とする鉄分は6・0〜6・5㎎、月経のある成人女性は8・5〜9・0㎎とされていますから、数字の上だけで言えば、ほうれん草100gで一日の必要摂取量の4分の1まかなうことができることになります。

ところが実際には、かなりの高率で潜在性鉄欠乏症の人がいます。これはとりもなおさず食べ合わせが悪い何よりの証拠と言えましょう。

鉄には、「ヘム鉄」と「非ヘム鉄」の2種類があります。人体にとっては、どちらも必要です。ヘム鉄はおもに動物性食品に含まれ吸収が容易ですが、非ヘム鉄は無機鉄とも言われ、おもに植物性食品に含まれていて、非ヘム鉄の吸収をよくするためにはタンパク質やビタミンCの手助けが必要です。

ほうれん草に多く含まれるのがこの非ヘム鉄なので、タンパク質やビタミンCを補給して吸収をよくしなければなりません。ほうれん草自体にもビタミンCは100g当たり35mg含まれています。ゆでることによって半分はゆで汁の中に放出されますが、それでも19mgはあります。おすすめなのは**〈ほうれん草＋イワシの丸干し〉**。ほうれん草からはビタミンCを、イワシの丸干しからはタンパク質の力を借ります。

この際、イワシの丸干しは丸ごとかじるのが効果的です。ビタミンCやタンパク質、ミネラルなどは頭の部分に最もたくさん集まっているからです。昔の日本人に貧血が今よりずっと少なかったのは、魚を丸干しにして頭からコリコリ食べていたおかげかもしれません。

一方、悪い食べ合わせは〈ほうれん草＋ゆで卵〉。卵をゆでると独特のニオイがしますね。あれは含硫アミノ酸（硫黄分を含むアミノ酸）が熱分解して硫化水素になったためで、硫化水素はほうれん草の非ヘムと結合してしまい、せっかくの非ヘム鉄がゼロということになってしまいます。ほうれん草と卵を食べ合わせるときは、卵はゆでないでスクランブルド・エッグにするか落とし卵にするかしてください。

食べ合わせの知恵

〈ほうれん草＋ゴマ〉

ほうれん草に含まれるビタミンCは、ビタミンEを一緒にとると相乗効果があります。ビタミンEの多いゴマを一緒にとるのがおすすめです。

第2章

栄養効果がアップする！知ってトクする「食べ合わせ」

〈ニンニク＋ステーキ〉……元気の源ビタミンB_1の吸収を高める

ビタミンB_1 ＋ タンパク質・アリシン

ニンニクが最大のスタミナ源であることはよく知られています。野球選手をはじめ、ボクサー、ラガーなどほとんどのスポーツ選手がニンニクを料理に用いていますが、問題はあのニオイ。しょうゆ漬けにしたり、煮込み料理に入れたり、みじん切りにして炒め物に入れたり……。みなさん、それぞれにご苦労なさっていることでしょう。

ニンニクは、それ自身スタミナ食品であるだけでなく、一緒に食べ合わせた食品の口あたりをよくし、コクのある味覚をつくり出します。食欲を増進し、消化を促進する働きもあります。

こうしたニンニクの効用の秘密は、ニンニクに含まれているアリインという成分。ニンニク特有の強いニオイのもとでもあり、ネギやラッキョウにも含まれていますが、含有量の最も多いのがニンニクです。アリインはアリシンになりビタミンB_1含有量の一番多い鶏レバーと食べ合わせると、最高に効率よくビタミンB_1の補給ができるわけです。

ビタミンB_1は、とても吸収の悪い栄養素で、体内での滞留時間も短く、どんどん体外に排出されてしまいますが、アリシンと結合してアリチアミンになると、非常に長い時間体内にとどまっていることができます。このアリチアミンが血行をよくし、疲れを早く取り除く働きをしてくれるわけです。

ビタミンB_1は、糖質を分解してエネルギーに変えるときに重要な働きをするのです。またB_1が不足すると脳神経の働きが鈍くなり、極度に物覚えが悪くなったり、時間や場所の観念がなくなる。いわゆるコルサコフ症候群という症状を起こすことが知られています。受験勉強や、仕事で頭を酷使する人は脳神経中のビタミンB_1が消費されやすく、すぐ不足状態になりますから、**〈鶏レバー＋ニンニク〉**の食べ合わせでつねに新しいビタミンB_1を補給する必要があります。

B_1は、ニンニクのアリシンと結合すると、水に溶ける（水溶性）性質が一転して、油に溶ける性質（脂溶性）に変身します。そのため、私たちの体の中のさまざまな膜（腸管も胃壁もすべて膜からできています）を通過しやすいので、B_1の吸収効率がグンとはね上がるわけです。

ニンニクは、肉と食べ合わせてもとても有効です。朝鮮料理の焼肉のタレに生ニンニクがたっぷりすりおろしてあるのはそのためです。味をよくするとともに、肉のタンパク質の分解、消化を促進してくれます。〈ステーキ＋ニンニク〉の食べ合わせの信奉者はたくさんいます。

「ニンニクの良さはわかるけど、職業上、あのニオイがどうもね」という方もいらっしゃいます。そういう方には、ニンニクの代わりに長ネギ、ラッキョウ、タマネギ、ニラなどをおすすめします。これらはみな、ニンニクと同じ「タマネギ系香辛料」に分類されている仲間です。

焼肉とタマネギ、またはピーマンとの食べ合わせは、焼きすぎの肉に生じる発がん物質を除去する働きもあって一石二鳥。中華料理のレバニラ炒めの効用は言うまでもなく理想的な食べ合わせの一つということがよくおわかりになるでしょう。

〈豆腐＋カツオ節〉……良質のタンパク質がとれる組み合わせ

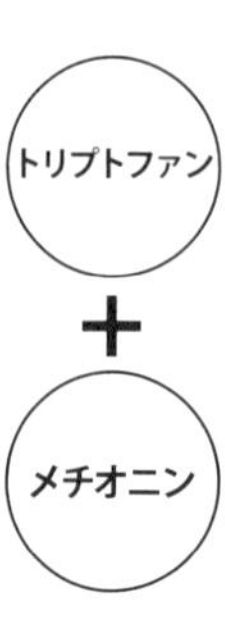

鍋物にはカツオ節を使ったり、豆腐を入れることが多いですね。

豆腐とカツオ節は、どちらもタンパク質をたくさん含んでいます。タンパク質は数種のアミノ酸が組み合わされた化合物ですが、約20種類あるアミノ酸のうち、どうしても食べ物からとらなくてはならないものを〝必須アミノ酸〟と言って、ロイシン・イソロイシン・リジン・メチオニン・フェニールアラニン・トリプトファン・スレオニン・バリン・ヒスチジンの９種類です。この９種類の必須アミノ酸がそろっていて、なおかつその含有量の多いものほど良質のタンパク質ということになります。

タンパク質の良否の程度は、〝アミノ酸・スコア〟という指標で示されます。これは必須アミノ酸の組み合わせのバランスや絶対量をもとに決められる数値です。アミノ酸・スコアが高いほど、私たちの体にとってより完全に利用される良質のタンパク質ということになります。ちなみに、卵のアミノ酸・スコアは１００。各種のビタミン・ミネラルも豊富に含んでいるので、食品の中ではほぼ完全と言ってよい栄養食品です。

一般に動物性食品のほうが植物性食品よりも、アミノ酸・スコアが高いため、〝良質〟とされますが、と言って動物性食品ばかりとるのは、栄養バランスが崩れ生活習慣病を誘発。だから、植物性食品と食べ合わせてバランスをよくしなければなりません。

その点、豆腐は、アミノ酸・スコアは51ですが、フェニールアラニン・トリプトファンという必須アミノ酸が豊富。その代わりリジン・メチオニンが不足しています。一方のカツオ節は、アミノ酸・スコア１００。リジン・メチオニンを多量に含んでいる代わりに、フェニールアラニン・トリプトファンが足りません。そこで両者を食べ合わせると相性ぴったり。お互いの欠点が矯正されて長所ばかりの最高のカップルができ上がるわけです。

この食べ合わせには、もう一つ別の利点があります。それは、カツオ節のビタミンDによって、豆腐の持つカルシウム分の吸収率が高くなるということです。豆腐一丁（300g）には、360㎎のカルシウム分が含まれています。そのままではとても吸収が悪いのですが、ビタミンDの助けを借りると、20倍も吸収率がよくなるのです。お相撲さんのチャンコ鍋も、非常にバランスがとれた食べ合わせと言えます。

「なんたってみそ汁は豆腐に限るよ」

そうおっしゃるお豆腐党はたくさんいらっしゃいます。豆腐のみそ汁にカレイの煮付けを食べ合わせる人。豆腐のみそ汁にアサリを加える人。豆腐のみそ汁に魚のフライの付け合わせ、あるいは麻婆豆腐の人——動物性タンパク質＋植物性タンパク質という**〈魚（または肉）＋大豆〉**という食べ合わせになり、これも理にかなっています。

◉豆腐とカツオ節の必須アミノ酸量（g /100 g当たり）
（※成人にとって不可欠の８つの必須アミノ酸）

必須アミノ酸／食品名	イソロイシン	ロイシン	リジン	メチオニン	フェニールアラニン	スレオニン	トリプトファン	バリン
豆　腐	0.32	0.45	0.44	0.08	0.37	0.28	0.09	0.33
カツオ節	3.51	6.17	5.56	1.94	2.66	3.14	0.92	3.87

◉不足しているアミノ酸を補うことの効果

精白米（アミノ酸・スコア 62）

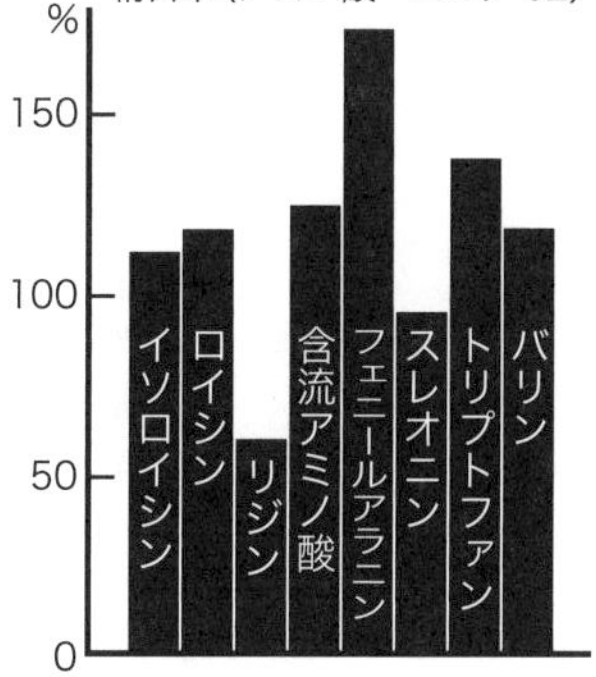

大豆（アミノ酸・スコア 69）

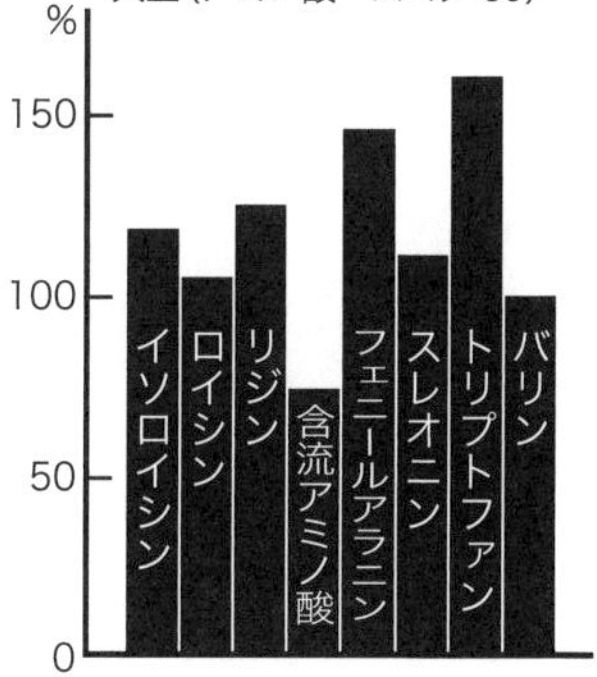

それぞれの食品によって、含まれている必須アミノ酸の含有量は異なる。

たとえば、精白米がリジン・スレオニンが不足しているのに対して、大豆は含硫アミノ酸（メチオニンとシスチンの総称）が不足している。

精白米と大豆のアミノ酸含有量の棒グラフを、８枚の板でつくった桶にたとえると、精白米の桶にはリジンの高さまでしか物が入らない。つまり、ほかの７つのアミノ酸の量が多くても、それらはムダになってしまう。

これを補う食べ合わせは〈ご飯＋納豆〉。大豆に少ない含流アミノ酸を精白米が補い、精白米に少ないリジン・スレオニンを大豆が補うことで、必須アミノ酸のバランスがよくなる。

上の図にある〈豆腐＋カツオ節〉の食べ合わせも、同様に必須アミノ酸のバランスがよい。

〈肉料理＋ひじき〉……野菜よりもすごい食物繊維効果

ナトリウム・タンパク質
＋
カリウム

腸の長い草食系の肉体を持つ日本人の体にとって、消化力の衰える熟年以後は肉料理、とくにステーキのような大きな塊で食べるものは、消化・排泄まで、体にさまざまな負担がかかってきます。

最大の被害は便秘です。便秘すると腸内に毒素が発生し、体内に逆流してしまいます。消化剤や胃腸薬を飲んでもどうにもなりません。

そこで多くの人は、「肉を食べるときは生野菜をどっさり食べなさい」と馬鹿の一つ覚えのように説きます。その通りではあるのですが、問題は現実性です。

レストランで食べるステーキに、添えられる生野菜はほんの申し訳程度。あれでは何の役にも立ちません。と言って別に注文しようとしても、ただでさえ高いステーキですから、ついフトコロ具合を考えてやめてしまいます。

自宅で鉄板焼きをする場合はタマネギやピーマン、ナスなどをたっぷり一緒に焼きますが、ステーキとなると、生野菜といってもそうそう食べられるものではありません。食物繊維の多い野菜を煮たりゆでたりして食べるのも一つの方法です。

野菜嫌いの人のために生野菜の代わりを立派につとめてくれるものがあるのです。それは〝ひじき〟です。ひじきは海藻の仲間です。ビタミン・ミネラルとも野菜より含有量が多く、食物繊維も野菜より多い（海藻の仲間では最高値）。しかも野菜にはいくぶんかのカロリーがありますが、ひじきはほぼノンカロリーの食品です。

ひじきは乾燥して売られていますから、葉野菜のようにカサがはりません。持ち運びに便利ですし、調理のとき水につければ８～10倍にふくらみます。これを植物油で炒めると、その繊維効果は一皿のひじきで何と生野菜バケツ１杯分！　まさに驚異の食品です。

その秘密はペクチンです。ひじきの繊維は、野菜のセルロースと違って特有の粘性を持つ水溶性のペクチンなので、胃や腸を刺激せず、緩下剤的な効果も発揮してくれるわけです。

また、便通効果のほかに血圧を下げる働きもあります。ひじきに含まれるカリウムのおかげです。ここでそのメカニズムをちょっとご説明しておきましょう。

細胞内の水分には、細胞内液と細胞外液とがあります。外液にはナトリウム分が多く、内液にはカリウム分が多いのです。食塩のとりすぎで外用液のナトリウムの濃度が上がると、ナトリウムが細胞内液に入り込んできて、内液のカリウム分を欠乏させます。

カリウムが不足すると、腎臓からある種の酵素が出て、これが血液中のタンパク質を分解し、血圧を押し上げる物質をつくってしまいます。カリウムが充分なら、そんな危険はありません。

現代ではみなさん、塩分のとりすぎが血圧に悪いことはよーくご存じです。でもいざ実践となると、味覚の誘惑に負けて血圧に悪いのを承知で塩やしょうゆをたっぷり……。

私なら、ご主人に「塩分控えてね」なんて言いません。調味料のない食卓ほど味気ないものはありませんん。そこで塩やしょうゆをやめる代わりに、それに見合うだけのカリウムをたっぷりとるようにする、その救世主がひじき――というわけです。

〈肉＋ひじき〉に似た食べ合わせとしては、**〈卵料理＋海苔〉〈肉＋ジャガイモ〉**があります。

卵は食べすぎるとじんましんが出たりしますが、〈卵料理＋海苔〉の食べ合わせで海藻の仲間の海苔をふんだんに付け合わせることで、その点を補います。〈肉＋ジャガイモ〉の食べ合わせは、ジャガイモの豊富なビタミンCと食物繊維の働きが期待できます。

〈貝＋レバー〉……互いに足りない栄養素をカバーする

スレオニン

＋

ロイシン

貝は、低カロリー、高タンパクで理想的な生活習慣病予防食品です。シジミの１００ｇ中のカロリーは51、タンパク質は５・６％。ちなみに牛もも肉の平均カロリーは２４２です。必須アミノ酸をバランスよく含んでいますので、ほぼ完全な食品と言えます。不足気味なのはロイシンくらいのもの。

一方の牛レバーは１００ｇ当たり１３２kcal。やはり必須アミノ酸を含み、不足気味なのはスレオニンです。２つを食べ合わせることにより、９種の必須アミノ酸バランスは最高になり、これだけで人間が生きていくに足る栄養がほとんどとれるわけです。

ビタミンは、シジミにはB_2とＣが多く、レバーにはＡとB_1・B_2・ナイアシン・Ｃが大量に。これまた２つの食べ合わせで最高のビタミン食。ミネラル類はともにナトリウム・リンを多量に含み、レバーに少ないカルシウムをシジミがカバーします。

ただ、レバーにコレステロールが多い点は少々気にならないでもありません。牛レバーは１００ｇ当たり２４０㎎、豚レバーは同２５０㎎ですから、最近コレステロールは問題ないとされていますが、週に1回ほど食卓にのせるくらいで充分です。

中国では、動物の内臓は大変高価なもので、ふつうの肉の3倍ほどします。肉は一頭からたくさんとれますが、内臓はたった1個ずつ。「高いの、当たり前ネ」と、知り合いの中国人コックさんから聞いたことがあります。

薬膳料理では、豚の腎臓（豚豆《ぶたまめ》）とエビの炒め物に強精効果、心臓とニンジンのスープに貧血防止効果、豚の胃袋とモチ米の揚げ物に体力回復効果、そして豚の膵臓《すいぞう》とフクロダケのスープに糖尿病回復効果ありとしています。いずれにしても内臓がフルに使われています。

あなたも、内臓を大事にして、貝との食べ合わせで最高のスタミナを養ってください。

〈豆腐＋わかめ〉……長生きする人はこれを食べている

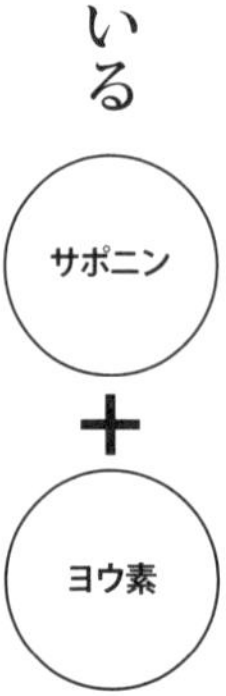

この食べ合わせは、〝不老長寿の妙薬〟です。長生きを保証し、肥満を追放、認知症を予防します。禅宗の高僧をごらんなさい。高齢でも、ムダのない体で背筋はシャンと伸び、眼光鋭く、頭脳は明析です。それというのも湯葉や凍り豆腐、納豆に昆布、わかめなどの

海藻類を常食しているからです。

豆腐のもとである大豆には、サポニンという成分が大量に入っています。サポニンとは、「サポ＝石けん」を意味するように、水や油に溶けやすい性質（親水性、親油性）があり、多量の泡を発する植物成分の総称です。これまでにさまざまな植物から１００種以上が発見されており、大豆にはこのうち５種類のサポニンが含まれています。その働きも抜群で、体内に動脈硬化を促進する過酸化脂質ができるのを防ぎ、脂肪の吸収を抑制する、脂肪の分解を促進する――とまさに大活躍。大豆にはこのほかにレシチン・リノール酸やタンパク質・ビタミンB_1・Eをはじめ、鉄分・カルシウムなどのミネラルも豊富なのです。

このように八面六臂《はちめんろっぴ》の活躍をするサポニンですが、実は働きすぎて、とんだ欠点も持っているのです。それは体内のヨウ素を排出してしまうということです。ヨウ素は、甲状腺の重要な構成成分で、ヨウ素が欠乏すると甲状腺ホルモンの生成が低下し、バセドウ病などの病気を引き起こします。このため、大豆系の食品をとるときは、あらかじめヨウ素不足を補う食品と食べ合わせなければなりません。それが〝海藻〟です。

海藻は生とは限りません。わかめのみそ汁、酢の物、昆布の佃煮や煮付け、何でも結構です。

〈果物＋肉料理〉……脂肪による胃もたれを防ぐ

タンパク質

＋

クエン酸

「近頃、油っこいものを食べるとどうも胃にもたれて……」

中年族のあいだでよくこういう声を耳にします。もたれてしまってから治すのには骨が折れますが、要は事前にもたれないよう手当てしておくことが肝心です。油っこいものの消化を促進するという点で、果物にまさるものはありません。

レストランでポークソテーを頼むと、豚肉の横に輪切りのパイナップルがついてきます。これにはちゃんと理由があるのです。

胃液にはペプシンというタンパク質分解酵素があり、そのため胃の中にタンパク食品が入ってくると、ペプシンと胃液の分泌が活発になり、胃のぜん動は弱まります。時間をかけてゆっくり料理……というわけです。

糖質食品の場合には、ペプシンは〝知らぬ顔の半兵衛〟なので胃液はあまり分泌されず、胃のぜん動は高まって早く腸に送り出そうとします。ところが肉のような高脂肪食品が入ってくると、胃液の分泌は抑えられたまま胃袋のぜん動も弱まり、したがって食べ物の胃の中での滞留時間が長くなる。時をかけるくせにちっとも消化しない……というわけで、油っこいものを食べると胃にもたれるのはこのためです。

油っこいものの胃の中での滞留時間は、ビフテキで3時間15分、バターで12時間かかります。用途は違いますが、お酒を飲むときチーズを先に食べるのは、胃壁を保護する意味できわめて効果があることがこれで実証されますね。

ポークソテーにパイナップルを食べ合わせれば、パイナップルの酵素ブロメリンが肉を分解するとともにクエン酸が胃壁を刺激し、胃液の分泌をさかんにするので、脂肪の多い豚肉もすみやかに消化され、胃のもたれを感じることなくさっぱりした味わいで食べることができます。中華料理に〝酢豚〟というのがありますが、この料理も消化がよいわけですね。

また、魚のフライにはレモンがついてきます。これも同じ根拠の食べ合わせです。

クエン酸の豊富な果物には、オレンジやリンゴ、パパイヤなどがあります。梅干しも効果的です。パパイヤにはパパインというタンパク質分解酵素が含まれているので、肉の消化が一段とよくなります。肉料理でないものにも、果物の効果は充分出ます。

果物の代わりに、酢の物を使えばもっと直接的ですね。たとえば天ぷらにはわかめの酢の物……といった具合です。アジやワカサギは、天ぷらにして甘酢に漬けると骨まで食べられて一挙両得です。

肉料理にはサラダがつきものですが、この場合もサラダ油を控えめにしてお酢を少しきつめにすると、後味がさっぱりして胃もたれがしません。

野菜では、トマトの酸味もぜひ利用したいものです。ビーフシチュー、ブイヤベースなどに、トマトをたっぷり入れ酸味を利かせれば、味の面でも栄養面でもグッと質の高いものになります。

〈みそ汁＋油揚げ〉……カリウムの多い食品で塩分排出

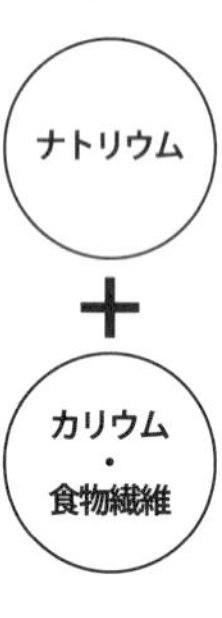

日本一、高血圧・脳卒中の多発県と言われた秋田県では、県ぐるみで減塩キャンペーンをおこないました。

秋田県の人たちのかつての一日の平均食塩摂取量は26ｇ。高血圧発生率は39％。ちなみにイヌイットの人たちの平均食塩摂取量は４ｇ。高血圧発生率はゼロです。なぜ秋田県の人に塩分とりすぎが多いかというと、それはお米がおいしいからです。お米と塩分は相性がいいので、塩分のたっぷり利いたガッコ（漬け物）でご飯をかっこみます。

これではいけない……と秋田の人たちがおこなった減塩方法は、食事を洋風に変えるのでなく、日本食の中に牛乳や乳製品をどんどん取り入れることでした。

みそ汁に牛乳を入れたり、ご飯にバターをのせたり……。ちょっとピンと来ませんが、これがとても効果的なのです。秋田県でもみるみる成果が上がり、一日の食塩摂取量は平均11・1ｇに減っています（平成23年県民健康・栄養調査）。

群馬県のデータでも、全然牛乳を飲まない人と、一日に2合以上飲む人とでは、男性では牛乳を飲んでいる人のほうが血圧が低く、女性では肥満が少なかったそうです。

減塩には、こうしたやり方のほかに調味料の使用を減らす方法があります。次のような方法があります。

①味付けを一点重点主義にする。つまり料理の全部を薄味にするのではなく、一品だけ濃いめの味付けにする。

②フライや天ぷらはレモン汁をかけて食べる。

③野菜や魚は新鮮なものにし、素材の持ち味を生かして食べる。

これを守るだけでかなりの減塩ができますが、それでは食べた気がしない、という人もいるでしょう。

そんな人も食べ合わせる食品を選べば塩分をとっても大丈夫です。これだと塩分を減らすという精神的苦痛からも解放されます。さっそく説明しましょう。

塩分の主成分はナトリウムですから、カリウムの多い食品をとることです。大豆、黒豆、ジャガイモ、トマト、ナス、ネギ、ピーマン、海藻類などです。

たとえばみそ汁には油揚げ（大豆）とわかめをたっぷり入れてください。油揚げのカリウムがみそのナトリウムを排出し、わかめの食物繊維がナトリウムを道づれにして体外に連れ去ってくれます。

腎臓を通って尿細管に到着したナトリウムはその大部分が再吸収されますが、カリウムの量が多いと再吸収を妨害してくれるのです。同じ東北地方でも青森県津軽地方に脳卒中が少ないのは、たくさん食べるリンゴのカリウムの効果だと言われます。

〈麦＋とろろ〉……満腹感があり腸もきれいになる美人食

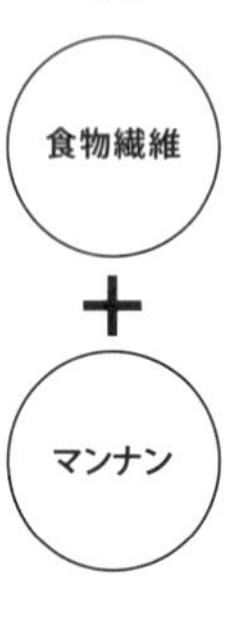

平安時代、〝美人〟の誉《ほま》れ高かった歌人の小野《おのの》小町《こまち》。今でも美少女のことを〝評判の小

町娘〟なんて言ってますね。あの小野小町の美しさの源泉が、実はおかゆと山芋の食べ合わせだった——と言ったら驚かれますか？

僧空海の作ではないかと言われている『玉造物語』に書かれている実話です。それによると、小野小町は山芋入りの麦のおかゆを好んで食べたとあります。消化がよく、栄養のバランスも万全で、なるほどさすが小町さん、美容と健康には充分に気を配っていたのでしょう。

もっとも、当時、山芋はかなりの高級食品だったようで、歌の道で高収入を稼いでいた（？）小町ならではというところ。今でこそ山芋も畑で栽培されていますが、その頃は山野に自生する自然薯《じねんじょ》だけ。自然薯は多年生植物で成長が遅く、食べ頃になるまでに数年を要する貴重なスタミナ食だけに、高価になるのもやむを得なかったことでしょう。

今日、畑で栽培されているものは長芋といって、自然薯と区別しています。長芋も、地形によって変種、変形したものをつくね芋、手の形のようなものをやまと芋、扇の面のようになったのを地紙芋、その小さいものをいちょう芋などと呼んでいますが、風味は自然薯にはかないません。

山芋は、とろろや千切りをはじめ、煮たり蒸したり、そば切りやかまぼこにも利用されますが、消化吸収の早さでは何と言ってもとろろが一番です。中国の薬学書の古典『神農《しんのう》本草経《ほんぞうきょう》』にも、「内臓の傷をいやし、病人の気を養う」と書かれています。

とろろの最大の効力はあのヌルヌル。これは糖とタンパク質が結合した物質でできていて、ムチンとも呼びます。

食物繊維には水に溶けるものと溶けないものがありますが、ムチンは水に溶けるほうで、水分と一緒にとると胃の中でふくらんで満腹感を覚え、減食効果が出て〝痩身美容〟にもぴったり。ムチンには生活習慣病を予防する働きもあり、血液中のコレステロール値を下げ、糖分の吸収を抑制してくれます。

一方、麦のおかゆのほうには、水に溶けないタイプの食物繊維がいっぱい含まれています。この水に溶けないほうの繊維が便通を整え、腸内の悪い細菌をからめとって排出し減らす作用があり、山芋との組み合わせで最高の美容食となるわけです。

欲を言えば、この食べ合わせにさらに生のマグロを加えてみましょう。これで必須アミノ酸が捕えます。ほうれん草のおひたしなど緑黄色野菜を加えれば、ビタミン、ミネラル類も万全になります。

〝麦とろ〟の専門店が繁盛しているのも、こうした麦ご飯や山芋の栄養学上のメリットが見直されている証拠でしょう。〝麦とろ〟のセットコースには必ずマグロのお刺身や緑黄色野菜がつけ合わされているのもうなずけます。

大きなお碗にこんもりと盛られた麦ご飯。おろしたての山芋とマグロのブツ切り……。少々多すぎるかな？　と思われるご飯も、山芋のなめらかな舌ざわりに助けられて、あっという間に平らげてしまいます。できれば一日に1回、とりたい食べ合わせです。

〈ニラ＋ニンニク〉……スタミナアップの相性がいい野菜

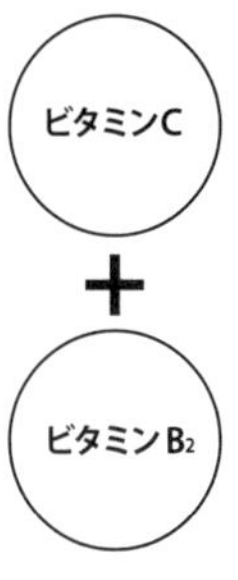

ある大女優の方に、「健康の秘訣は？」とたずねたことがあります。

答えは「ニラとニンニク」とのことでした。〈ニラ＋ニンニク〉は、確かに強烈ですが相性がとてもいいのです。どちらも硫黄化合物を含み、親戚のような間柄です。

一口に野菜と言っても、それぞれに異なった成分を持っています。だから野菜が体にいいからといって、ただむやみに食べ合わせるのは考えもの。むしろソンな方法だと言えるでしょう。

最少の投資で最大の効果を――この原則こそ健康づくりに応用すべきです。最少の摂取量で最大の効果を発揮する食べ合わせを心がけることが大事なのです。そのためには、お互いの長所、短所を補い合う取り合わせが一番。

つまり「相性」です。

まず**〈三葉＋シソ〉**の食べ合わせ。

茶碗蒸し、すまし汁、おひたしにと、日本料理にはひっぱりだこの三葉は、有色野菜の中でも大変栄養価の高い香味野菜です。β-カロテン・ナイアシン・ビタミンC・カルシウムをたくさん含んでいます。あの、見かけの繊細さからは想像もつかない強力なパワーを秘めているのです。

一方のシソは、ビタミンB_1・B_2・ナイアシンがいっぱい。三葉と同様、非常に風味が高く、サラダにも合います。この2つを食べ合わせるとビタミンが完全なものになることはもうおわかりですね。三葉のおひたしに、シソの和風サラダなどいかがでしょう。

〈ピーマン＋カボチャ〉も相性のいい食べ合わせです。

ピーマンにはビタミンC・B_1・ナイアシンが、カボチャにはβ-カロテン・カルシウムが豊富に含まれていて、お互いに補完します。ピーマンの油炒めに、カボチャの煮付けなどいかがでしょう。ピーマンのβ-カロテンは、油を使ったほうが吸収がよくなります。

◉相性のいい野菜の食べ合わせ

野菜名	その理由
ゴボウ＋レンコン	歯触りが似ていることと、食物繊維の強化効果がある
インゲン豆＋ニンジン	インゲン豆はビタミンB_1・B_2・ニコチン酸、ニンジンはカロテンが多く、相乗効果がある
ニラ＋シソの葉	ニラにはβ-カロテンなどが豊富だがビタミンB_1が少ないのでシソの葉で補う
枝豆＋ネギ	ネギのアリシンが、枝豆のビタミンB_1の効果を10倍高める
ほうれん草＋白菜	白菜のビタミンCと、“野菜の王様”ほうれん草とを組み合わせてバランスをとる
オクラ＋グリーンアスパラガス	オクラのニコチン酸などと、アスパラガスのビタミンB_1・B_2などとに、相乗効果がある
菊の花＋サツマイモ	菊の花のカルシウムと、サツマイモのビタミンB_1・C・Eなどとに、相乗効果がある
大根＋ソラ豆	大根のビタミンC・カルシウムと、ソラ豆のビタミンB_1・ニコチン酸とに、相乗効果がある
ニンジン＋セロリ	ニンジンにはアスコルビナーゼという酵素が含まれているので、セロリと組み合わせるとよい
カボチャ＋春菊	カボチャのβ-カロテン・ビタミンCなどと、春菊のビタミンB_1・B_2などとに相乗効果がある

〈**あさつき＋カリフラワー**〉の食べ合わせも、同様の理由でおすすめ品です。あさつきにはβ‐カロテン・ビタミンCが、カリフラワーにはB_1・B_2が多く含まれています。冷や奴にあさつきをたっぷりとかけ、カリフラワーはゆでて辛子しょうゆでいただけば、さっぱりとおいしく食べられます。もちろん、あさつきは鍋物の薬味やみそ汁に浮かべてもいいのですが、この食べ方では量はとれません。

〈お酒＋モツ煮込み〉……肝臓を強化するおつまみ選び

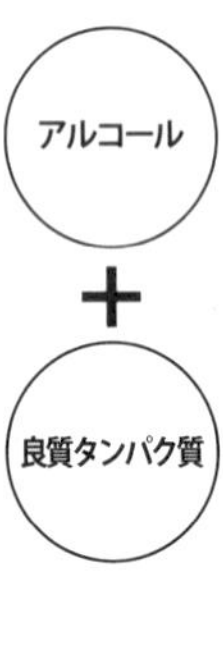

赤提灯の魅力は、何と言っても値段の安さと気どりのない庶民性です。そして赤提灯愛好派の特徴は、一度にたくさんは飲まないけれど少しずつ毎日でも飲みたいという、酒好きがよく集まること。「少量で早くいい酔い心地を味わいたい」という焼酎党が幅をきかせています。

でも焼酎は25〜45度とアルコール度数が高く、そのままでは肝臓を痛めてしまいます。そこで焼酎党には、つまみで良質なタンパク質を補給する必要があります。私ならモツの煮込みがおすすめ品です。安くて、しかも必須アミノ酸を多く含んだ良質タンパク質食品です。ただし、最近は問題ないとされつつも、コレステロールも多いので、食べすぎないように気をつけなければなりません。

肝臓を強くするには、食べ物しかありません。かりに慢性肝炎になったとしても、栄養状態がよければ病気の進行が遅くなり、長時間かかりはするけれど治る率も高いのですが、栄養状態が悪いとすぐ肝硬変へと進んでしまいます。

鶏肉や貝類も高タンパク、低脂肪でいいつまみです。ホタテ貝のワイン蒸し、鶏ささみの刺身などは脂肪が少なめで消化もよく、酒のつまみに向いています。

お酒そのものがカロリーが高い（ウイスキー、ブランデーで１００ml中２３７kcal、焼酎25度で同１４６kcal、ビール同40kcal、ワイン同73kcal）ので、高タンパクでも脂肪の少ない食品をとるように心掛けましょう。

アルコールで体液が酸性に傾くのを防ぐために、**〈クラゲ＋セロリ＋酢の物〉**の食べ合わせもいい方法です。酢の物はとくに日本酒によく合います。わかめと青柳《あおやぎ》（バカ貝）の酢の物なんか最高ですね。わかめは強力なアルカリ性食品ですし、青柳は脂肪の少ない高タンパク食品ですから。

強肝効果という点では、うずら豆の煮付けもいいでしょう。豆類に含まれる植物性タンパク質のおかげです。タンパク質は成人男子一日1人当たり60gは必要とされていますが、お酒を飲むときはもっと多めにとらなければなりません。塩辛、酒盗などといった塩辛類も高タンパク食品で、日本酒党には欠かせないものですが、塩分が15〜30%も含まれている（減塩のものもある）ため血圧が上昇します。高血圧の人にはおすすめできませんね。

ゴマもすぐれたタンパク質食品で、その強肝作用が知られています。肝臓を強くし、スタミナを増す効果があるのです。ゴマ豆腐やゴマ和えにしてお酒に合わせるのがいいでしょう。ゴマには白ゴマ、黒ゴマ、金ゴマとありますが、黒ゴマが最も栄養効果が高いとされています。

〈刺身＋ツマ〉……消化を助け、生活習慣病を予防する

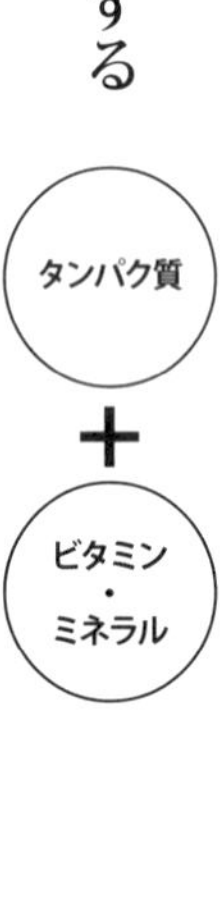

刺身を注文すると必ずついてくるのがツマ。大根やニンジンの千切り、海藻などがそうですね。でも刺身はきれいに平らげてしまうのに、このツマに手をつけない人を結構見かけます。そういう人を見かけると、私はつい、「まあ、何てもったいないことを！」と叫んでしまいます。大根にはジアスターゼがあり消化を助けてくれますし、海藻は生活習慣

病予防の特効薬なのです。

「海藻は、あのヌルヌルが……」などと反論する人には、「ヌルヌルこそ海藻の命なんですよ」と言っています。海藻と刺身の食べ合わせは最高で、動脈硬化、高血圧を防ぎます。医者いらずの名コンビなのです。

まず刺身。魚は、大変栄養価の高いすぐれた食品です。不飽和脂肪酸が多く、コレステロールを取り除く働きがあります。また低脂肪なので肥満防止になり、生活習慣病予防にはもってこいです。タンパク質の質もよく、肉と変わりがありません。

また魚は煮たり焼いたりして熱を加えるよりも、生のままで食べるのが最も消化がいいのです。タイを例にとりますと、塩焼きの場合、胃の中の滞留時間は１００ｇで3時間15分ですが、刺身の場合は2時間ちょうどとなっています。1時間15分も違うのですから、この差は大きいですね。

次に海藻です。海藻は、ほぼノンカロリーの食品で、アミノ酸を多く含み、ビタミンA・B_2・B_6・カルシウム・カリウム・マグネシウム・鉄分などミネラルもたくさんあります。そしてあのヌルヌル。これが硫酸化多糖で、海藻特有の物質です。海藻の種類によっていくらか性質と栄養効果を異にしますが、最も一般的な昆布やわかめなどの海藻類に含まれる代表的な硫酸化多糖がフコイダンとアルギン酸です。

フコイダンには、動物の赤血球凝固を防ぐ働きがあります。血栓を防ぎ、血液の粘性がアップされ血圧が上がるのを予防します。血液中にコレステロールと結んだリポタンパクの量が増えると動脈硬化を早めますが、海藻のヌルヌルがリポタンパクの血管壁付着を防いでくれます。

アルギン酸も、血液中のコレステロール値を下げ、腸の運動を活発にして便秘を防ぎ、がんや高血圧予防に一役買っています。ヨウ素も合んでおり、これは甲状腺ホルモンの生成に役立ちますし、血中コレステロールを40％も低下させる働きをします。

こういう、いいことずくめの両者を食べ合わせるのですから、私が〝言うことなしの名コンビ〟と声を大にするのも納得していただけるでしょう。

日本は四方を海に囲まれていたせいか、早くから海藻を食べていました。万葉集の中にもたびたび登場していることが、この事実を裏付けしています。ところが西欧では、〝海の雑草〟と馬鹿にされ、つい最近まで食品としては見向きもされませんでした。超肥満体が続出し、〝やせる〟ため、〝生活習慣病予防〟のために、海藻に食品としてのスポットが当てられはじめました。

〈ウナギ＋レンコン〉……ヌルヌル食品で精力増強

ムチン
＋
タンパク質

「精がつきたらぬめりのあるものを食べよ。根がつきたら根っこのあるものを食べよ」という言葉が、中国に古くから伝わっています。〝ヌルヌル食品〟と言えば、ウナギ、貝、オクラ、納豆、海藻、なめこ、レンコン、山芋、といった食品が思い浮かびます。どの食品も、何となく神秘的で、見るからに精力がつきそうな食品ばかりです。あなた自身もある種の期待を込めて、試されたことがおありなのでは？

精力がつく食品と言えば、その筆頭にのぼるのは何と言ってもウナギです。

ウナギは、何しろ万葉の時代からその偉大な力を人々に知られていました。グロテスクな姿に昔はいやしい魚とされ、中流以上の家庭では食べられなかったようです。食用としてよりもむしろ、薬用として使用されました。

蒲焼きが生まれたのは江戸時代のことで、夏の土用《どよう》の丑《うし》の日にウナギを食べる風習は、あるウナギ屋の宣伝に一役買った平賀源内《ひらがげんない》が「薬になる」と言いふらしたのがはじめ。見事図に当たって、「我も、我も」となったと言われます。

しかし、この風習は科学的な見地から考え合わせても理にかなっているのです。ウナギのあのヌルヌルとしたぬめりは、ムチンというタンパク質と多糖類とが結びついたもので、これはタンパク質の吸収と合成を促します。

栄養素としては、必須アミノ酸・ビタミンA・B_1・B_2・カルシウムが豊富ですし、とくにビタミンAの含有量は特筆もの。夜盲症、粘膜の角質化を防止する働きがあるほか、新陳代謝を活発にし、性欲を旺盛にし、生殖器の働きを円滑にするため、「ウナギを食べると精力がつく」と言われることになったのです。

この強力な食品に、レンコンを食べ合わせれば鬼に金棒です。

レンコンのあのねばりは、やはりムチン性の粘質物です。酸を加えると粘性を失いますが、レンコンの粘性は活力と精力をつけ、スタミナアップに役立ちます。コレステロールを低下させ、動脈硬化を予防するレシチンや、便通を整えるペクチンも含まれています。

栄養素としては、ビタミンB_{12}・C、アスパラギン酸・アルギニン・チロシンといった良質のアミノ酸も含みます。ビタミンB_{12}は貧血に効果があります。

レンコンは、中国では花も葉も果実も、漢方薬として用いられています。食物繊維が多くアルカリ性食品ですので、酸性食品のウナギと食べ合わせることにより、酸、アルカリのバランスもとれて、まさに絶妙の効果が生み出されます。ヌルヌル食品はやはり〝スタミナ食品の王者〟なのです。

〈小魚＋干しシイタケ〉……ビタミンDでカルシウム吸収がアップ

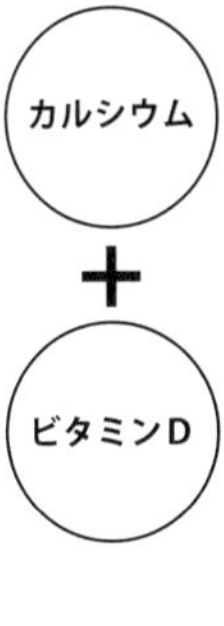

最近、私たち日本人がすっかり忘れてしまった食習慣の一つに小魚があります。昔は、みそ汁のダシは煮干しでとったものです。そしてご飯のおかずはこうなごの佃煮でした。食生活の洋風化と、インスタント食品の普及に押されてしまったのです。

長いこと日本人の頭脳の発達に貢献してきた小魚——そのすぐれた栄養効果を見逃がす手はありません。これはぜひとり続けたい食品です。一口に小魚と言っても、煮干し（イワシ、ひしこの稚魚を煮沸して乾燥したもの）、こうなご（いかなご科）、しらす干し（はぜ科）、田作り（背黒イワシの幼魚を煮干したもの）といった種類があります。

煮干しには、カルシウムが１００g中２２００mg含まれ、田作りは同２５００mg、しらす干しには５２０mgが含まれています。ほうれん草や春菊のシュウ酸がこれらの小魚のカルシウムの吸収を妨げてしまいますし、大豆やエンドウ豆も、含有のフィチン酸がやはりカルシウムの吸収を阻害しますのでこの際避けていただくとして、逆に小魚のカルシウム分を最大限に生かしてくれるのが干しシイタケなのです。

シイタケにはエルゴステリンという栄養素が多量にあり、紫外線に当たるとビタミンD_2に変化、小腸でのカルシウム吸収率を20倍に引き上げてくれるというわけです。

ただし、最近市販されている干しシイタケは火力乾燥が多く、ビタミンDの効力がありませんので、1～2時間、直接太陽光線に当てるようにするとビタミンDの効力があらわれます。

干しシイタケ以外でビタミンDを多く含む食品には、マグロの脂身、イワシ、ブリ、サンマ、サバ、サケ、牛豚レバーなどがあります。

そして最後に、カルシウムを多く含む食品をつけ加えるならば、佃煮類があります。フナ甘露煮、ハゼ甘露煮、アミ、ワカサギの佃煮などです。

〈ほうれん草＋ゴマ〉……ほうれん草の欠点を補い結石を防ぐ

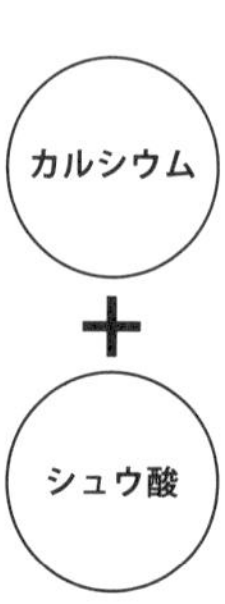

ポパイの活力源、ほうれん草――。確かに、ほうれん草は〝野菜の王様〟と言われるの

にふさわしい栄養素を備えています。

そのほうれん草にも、たった一つ欠点があります。それは、体内でカルシウムと結びついて腎臓結石や膀胱《ぼうこう》結石をつくるシュウ酸が含まれていることです。とくに最近は、西洋産ほうれん草が市場を占拠していますので、ほかの食品との食べ合わせによってこの欠点をカバーしてあげなければなりません。つまり、カルシウム分の多い食品との組み合わせでシュウ酸をつぶしてしまうのです。言ってみればカルシウムの〝人海戦術〟、数で圧倒しようという作戦です。

もちろん、ほうれん草自体にもカルシウムは含まれていますが、100g中シュウ酸の650mgに比べて、カルシウムは同49mgとなっています。

ほうれん草の害については、江戸時代すでに、貝原益軒《かいばらえきけん》がその著書『養生訓《ようじょうくん》』の中で、「微毒あり、多食すべからず」と指摘しています。ここでいう微毒というのがシュウ酸のことで、食べすぎるとかえって体によくないことは当時から知られていました。

ほうれん草はもともとペルシア（現在のイラン）が原産で、ペルシアから東西に伝わりました。東洋ルートはシルクロードを通って中国へ、中国から日本へというコースです。西洋ほうれん草は葉が厚く、8月を除いて一年中とれます。日本ほうれん葉は葉が薄く、冬のあいだしかできません。現在市場に出回っているほうれん草のほとんどは西洋ほうれん草で、グルタミン酸の含有量が少ないためおひたしにしても、あまりおいしくありません。たっぷりゆでてシュウ酸を追い出してもなお泥っぽく感じます。シュウ酸が多いせいです。シュウ酸は結石をつくるばかりでなく、味覚の邪魔をしてしまうのです。

結石が最もできやすいのは、カルシウムとシュウ酸の割合が1対2の比率になったときです。そこで結石ができるのを防ぐためには、この比率を崩すことです。脂肪の多い食品を減らすことと、黄緑色野菜を煮て煮汁中に出すことで、シュウ酸を2分の1に減らすことができます。シュウ酸はギブ・アップして、体の外に出てしまいます。

ほうれん草を食べるとき、カルシウム分が豊富なゴマや牛乳を食べ合わせるのは理にかなっています。ほうれん草のクリーム・スープなど、なかなかおいしいものです。ほうれん草の青臭味を牛乳が消し、飲みやすいですね。

春菊もシュウ酸が多いのですが、ゴマ和えにすることで防げます。

結石防止には、リジンも効果があります。ほうれん草に、リジンを多く含むカツオ節の食べ合わせも理想的です。昔からほうれん草のおひたしにはカツオ節をたくさんかけますが、これもまた先人の驚くべき叡知《えいち》によるものです

〈お酒＋大根の葉〉……アルコールの分解促進で悪酔い防止

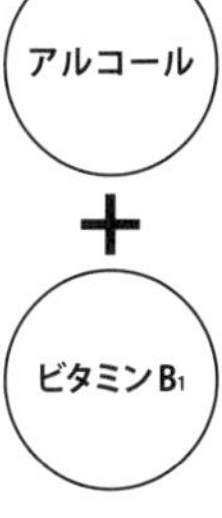

「大根の葉っぱ？　そんなもの、戦後の食糧難時代ならともかく、今どきニワトリだって見向きもしないよ」

こんなことを言う人がいます。とんでもない。大根の葉くらいすぐれた栄養バランスを持った食品はありません。現代最高の妙薬といっても過言ではありません。

ここに着目して、「大根葉健康法」を提唱している人もいますが、なかなか浸透していないようです。

今は八百屋でも葉を切り落とした大根を売っているので、手に入りにくいということもあるでしょうが、こんな栄養最高の大根菜食が普及しないのは、これといった調理法を知らないがために、それほどおいしいものではないと考えることが大きな原因でしょう。

そこで私なら、晩酌のお伴に断然、大根の葉の炒め煮をおすすめします。大根の葉に含まれているビタミンB_1・B_2が、肝臓におけるアルコールの分解を促進してくれるからです。

悪酔い、二日酔いの原因は、短時間に大量のアルコールをとった結果、肝臓の処理が間に合わず、炭酸ガスと水に分解される過程において毒性のあるアセトアルデヒドの状態で血液中に滞留してしまうためです。ここでビタミンB_1・B_2が威力を発揮します。ビタミンB_1が肝臓のアルコール処理能力を高め、B_2が解毒作用をしてくれます。大根の葉は、ビタミンB_1・B_2の含有量がともにとても多いのです。

ほかにビタミンB_1・B_2の多い食べ物というと枝豆、チーズ、ソラ豆などがありますが、ここでは、多くの人から見捨てられている大根の葉をおすすめします。大根の葉には、このほかにβ-カロテン・ビタミンC・カルシウムも多く含まれています。

ただ、口あたりの問題がありますので、ビールには枝豆と大根の葉、ウイスキーやブランデーといった強いお酒にはまずチーズ、それから大根の葉を食べ合わせるのがベストでしょう。チーズが胃壁を守り、大根の葉がアルコール分解を手伝ってくれるわけです。

日本酒には、冷や奴や湯豆腐との食べ合わせがいいでしょう。お豆腐もビタミンB_1の多い食品です。納豆もいいですね。でもこの場合は、しょうゆを使いすぎないようにしてください。塩分過剰でかえって害になります。

とにかく、お酒を飲んで悪酔い、二日酔いをしたくなかったらできるだけ大根の葉を食べることです。

〈お酒＋果物〉……二日酔いが心配ならフルーツをとる

アルコール
＋
果　糖

深酒をして気分が悪くなる体のメカニズムは前項でご説明しました。アルコールの分解を促すビタミンB_1・B_2を含む大根の葉を食べ合わせればよい、という話でしたね。

でも、もうすでに悪酔いしてしまったときどうするか。あるいは、家でお酒を飲むときは大根の葉を必ず食べるようにしているが、外で飲むときはつまみも限られてしまう、どうしたらいいか、と疑問をお持ちの方もいることでしょう。

そんなときに有効なのは、何と言っても果物が一番です。果物に含まれる果糖が有毒物質であるアセトアルデヒドを分解する、という大きな働きをするのです。

では、その作用をご説明しましょう。

アルコールが入り、アセトアルデヒドが異常に増えたところに、果物を食べることによって果糖が入ります。するとピルビン酸が増加して、アセトアルデヒドを無害なアセチルＣｏＡに変えます。アセチルＣｏＡが過剰になると、今度はオキサロ酢酸に変化します。

その結果、待ってましたとばかりに、アセチルＣｏＡはオキサロ酢酸と協力し合い、クエ

●果物がアルコール代謝に役立つしくみ

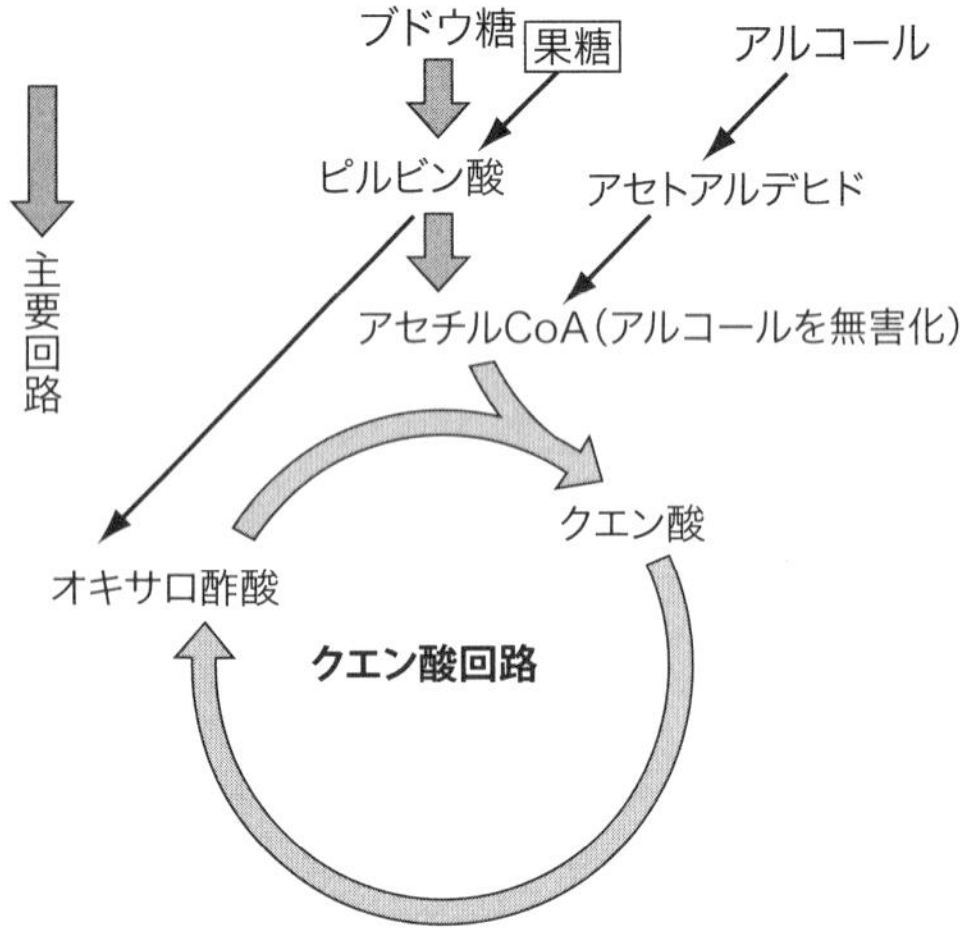

ン酸に変わり、クエン酸回路によって、体が必要とするエネルギーとなるわけです。

つまり、果糖が体内に入ることにより、アセトアルデヒドからアセチルCoAへの流れがよくなり、アルコールの燃焼度が増すので、結果として酔いを防ぐことができるわけです。

大根の葉をつまみにしているところはないにしても、たいていのバーやスナックなどには、フルーツの盛り合わせがメニューにあるものです。少し酔いすぎたかな、と思ったら、たっぷりとるようにしてくださ い。また、レモンの輪切りをかじったり、レモンの絞り汁を水で薄めて飲むのも有効な手です。

第3章

体の悩みを解消！
病気にならない「食べ合わせ」

高血圧予防……〈野菜＋海藻〉

高血圧はサイレント・キラー（沈黙の殺し屋）と言われるように自覚症状がなく、いつの間にかなってしまい、脳卒中や心筋梗塞などの合併症を引き起こす怖い病気なのです。高血圧は、最高血圧が１４０㎜Hg以上、または最低血圧が90㎜Hg以上の状態を言います。

高血圧の予防には食事・食生活の改善は欠かせません。まず、減塩が必要です。日本人は塩分摂取量の多い国ですが、２０１５年の厚生労働省発表のナトリウムの目標量は、成人男性が一日８g未満、女性が７g未満となっています。

また、動物性脂肪のとりすぎで、血管にコレステロールがたまり狭くなったりすることで、血管に圧力がかかり高血圧になることもあります。それにより、いつの間にか血管がボロボロになってしまっていたりするのです。

「最近、塩辛いものにすぐ手がいってしまうんだ。血圧が上がってるんじゃないかなあ」

――と気にしているあなた。

そう言えば、ときどき頭がボケーッとなることがありませんか？　不安だなあと思ったときには、すでにあなたの体は異常をきたしているのですよ。そういうあなたにこそ、私の食べ合わせ法をおすすめします。好きなものを断つのはなかなかつらいこと。でも大丈夫。次の食べ合わせを励行していれば、塩辛いものを食べても平気です。

たとえばみそ汁。アンチ食塩党は、何かと言うとすぐみそ汁をヤリ玉にあげます。確かにこの説には、根拠はあります。

みそ汁１杯に用いられるみその量はおよそ15ｇ。食塩の量はその10分の１として約１・5ｇ。みそ汁を１食につき２杯、一日３食とると、合計で９ｇ。前にも述べたように一日の塩分の許容摂取量は男性８ｇ、女性７ｇとされていますから、みそ汁だけで一日分がほぼ満タンになってしまいますね。

一見、説得力のある説です。「なるほど……」と思ってしまいます。ところがこの説にはまやかしがあるのです。

考えてもみてください。インスタントならともかく、自宅でつくるみそ汁に具を何にも入れないなんてことは考えられませんね。そこでこの具に塩分（ナトリウム）を排出してしまうカリウム分の多い食品を選び、たっぷりと入れるのです。

これで問題解決です。

カリウムの多い食品といえば、〈**野菜＋海藻**〉。とくに大根やわかめをたっぷりと使ってください。カリウムが不足すると、腎臓からある種の酵素が出て、これが血液中のタンパク質を分解し、血圧を上げる物質をつくってしまいますから要注意ですよ。

大豆にはリノール酸がたくさん含まれています。リノール酸は多価不飽和脂肪酸の一つで、コレステロールを排出し、少量でも血管の緊張をゆるめ血圧を下げる作用を持つプロスタグランディンEの原料になります。ただし、前にも述べたように便秘の方にはおすすめできません。

〈**みそ＋キュウリ**〉——つまり、もろきゅう——これもいい食べ合わせです。一杯やるときは、おつまみの中に必ずもろきゅうを一品加えてください。キュウリのカリウムがみその塩分を排出してくれます。

塩は血圧と深い関係があります。細胞が正しく働くためには、ナトリウムとカリウムのバランスがとれていなければなりません。ところが、塩のとりすぎはナトリウムの濃度を上げてしまい、その結果、血圧を上げる物質が体の中でつくられてしまうわけです。そこでカリウムの多いひじきなどの食品が必要になります。また、大豆のタンパク質は、血管をしなやかにする働きがあります。

食べ合わせの知恵

〈梅干し＋ひじき〉

梅干しにはふつう20％の塩分が含まれているので、ひじきのカリウムで塩分の排出を促します。


〈イカの塩辛＋レモン〉

酢酸やレモン・ユズ・カボスに含まれるクエン酸を利かせることで、塩分の量が減らせます。


〈海苔の佃煮＋ミカン〉

海苔の佃煮の塩分（6～10％）を、ミカンに含まれるペクチン質が排出してくれます。


〈たくあん漬け＋キャベツ〉

たくあん漬けには8～10％の塩分が含まれていますが、キャベツの食物繊維がこれを排出してくれます。

糖尿病予防……〈ゴボウ＋レンコン〉

甘いもののとりすぎは、食塩同様害になります。カロリーオーバーから肥満や糖尿病を招きます。

ジュースやケーキを食べると血液中の糖分（血糖）が上がり、血糖値を下げようと、膵臓がフルに働いてインスリンを分泌します。この状態が続くと糖分をとらなくてもインスリンは分泌され血糖値を下げる↓すると体は自然に糖分を欲しがり、甘いものを食べる↓再びインスリンが――という悪循環に陥り、結果として糖尿病になるというわけです。

糖尿病は、ブドウ糖が筋肉や臓器で使われるようにコントロールするインスリンが不足したり、うまく働かなくなったりすることが原因で起こります。おもな環境因子は過食による肥満、そして運動不足です。ブドウ糖は通常、血液にのって細胞に運ばれ筋肉や臓器でエネルギーとして使われます。しかし糖尿病になると、ブドウ糖が細胞の中に運ばれにくくなり、血液の中にあふれてしまいます。こうして血糖値が上がり尿中に糖が出てしまいます。

味覚には、甘・酸・鹹《かん》・苦の4種類がありますが、この中で最も多くの人々の心を捉える甘い味。〝甘い誘惑〟というのはありますが、〝苦い誘惑〟というのはありませんものね。これは人間以外の動物も同じことで、カブト虫やクワガタは木の幹の甘い汁を吸い、ハチは花の蜜を吸って生きています。

「でも、白鳥さんの食べ合わせ法なら、甘いものなんかどんどん食べても大丈夫なんでしょう」と言われそうですね。

それには、**〈ゴボウ＋レンコン〉**の煮物、**〈大豆＋昆布〉**の煮物など、食物繊維の多い食品を食べ合わせることです。こうすると、甘いものを一緒に食べていても、繊維質が小腸での糖分の吸収を防げるからです。

やや消極的な方法ですが、やってソンはありません。糖分の問題も塩分の問題と同様、むしろ塩分にかわる新しい文明病としてクローズアップされているのです。

〝シュガー病〟、これも恐ろしい病なのです。

大人の場合だけでなく、乳幼児の場合にも砂糖のとりすぎは疾病にかかりやすいと報告されています。

食べ合わせの知恵

〈あんまん＋落花生〉

あんまんの糖質が分解されるとき、多量のビタミンB_1が必要になります。落花生のビタミンB_1がその役目を果たします。

〈チーズケーキ＋脱脂粉乳〉

糖分を多くとるとどうしても虫歯になりやすくなります。カルシウムの多い脱脂粉乳などを一緒にとるよう心がけます。

〈あんパン＋セロリ〉

甘いもののとりすぎはニキビ・吹き出物の原因になります。セロリのビタミンB_1は皮膚を保護する美容ビタミンです。

コレステロール値改善……〈ウニ＋もずくの酢の物〉

お寿司屋さんで、少々お腹の出はじめた紳士が、「ウニちょうだい」と声を掛けます。

すると、お隣りに坐っていた奥さまが、

「あなた、おやめなさい！　コレステロール、コレステロール！」

と小声で言いながら、ヒジでご主人を突ついています。

いかにも残念……といった表情で手を引っ込めるご主人。目の前のおいしそうなウニは、スリムな奥さんの胃袋へスポン。でも惜しいなあ。このご主人、ちょっとの知識を持ち合わせていれば、おいしいウニを思う存分味わうことができたのです。

その方法をお教えする前に、コレステロールの知識でみなさんが陥りやすい間違いについてお話ししておきます。

コレステロール＝悪というふうに一般的には認識されています。しかし、コレステロールは実は非常に重要な物質なのです。性ホルモンや副腎皮質ホルモンの材料、骨をつくるのに重要なビタミンDの前駆体、胆汁酸の原料になるほか、肌の保湿などにもかかわっています。なかでも細胞膜の強化という役割は非常に重要で、コレステロールが不足することで、病気になりやすくなります。

男性の場合は総コレステロールが２８０mg／dlを超えると、動脈硬化が進みやすく、心筋梗塞や脳梗塞のリスクが増加します。しかしながら１６０mg／dlを下回ることで脳出血やうつ病、がんが増えることがわかっている。多すぎず、少なすぎずというところでしょうか。

かつて、東北地方から出稼ぎの季節労働者たちのあいだで脳出血死が続出——というニュースが新聞紙上を賑わしたことがありました。これは、この人たちが肉体労働をしているのに、脂肪・タンパク質の極端に少ない食事をとり続けたため、コレステロールが異常に少なくなって血管がもろくなり、脳出血死を引き起こしたのです。故郷で待つ家族に少しでも多くの送金をしたいと、粗食で無理をしたための悲劇でした。

ふつうの健康人の場合、体内のコレステロールの必要総量は１００～１２０g。このうち40gが脳神経系に、10gが血液、５gが肝臓に含まれています。３分の２は体内で合成されますが、残りの３分の１は食品からとらなければなりません。それでも、一日に必要な量は３００～４００mgの少量でよいとされています。

体内で合成されるコレステロール量は、年齢によって変わります。男子では30歳代に最高に達し、そのまま持続して80歳以後に減少します。女子は男子より少し遅れて上昇し、50〜60歳で最高値、70歳以後に減少します。人間の肥満指数が30代から40代にかけて最高に達するのもうなずけますね。

肝臓でつくられたコレステロールは、血液中のリポタンパクと結びついて末梢組織へ運ばれます。末梢組織に運ばれたコレステロールは、今度は別のリポタンパクと結びついて再び肝臓に戻ってきます。血液と一緒に循環しているのですが、このサイクルの中で肝臓から末梢組織に運ばれたコレステロールを「HLDコレステロール」と言って〝善玉〟、末梢組織から肝臓に帰ってくるコレステロールを「LDLコレステロール」と呼んで〝悪玉〟と区別しています。

善玉のコレステロールは、まず肝臓でつくられる胆汁酸の原料になり、末梢組織へ行って細胞膜の重要な構成成分になります。

また脳の働きにも関係があり、神経細胞を取り囲んでいる鞘《さや》の中のコレステロールが、脳の情報伝達の役目をしてくれます。副腎皮質ホルモンや性ホルモンの合成にもコレステロールがからんでいると考えられています。ところが悪玉コレステロールは動脈壁に付着して、動脈硬化の原因となるのです。

しかし、私たち自身がコレステロールの善玉、悪玉を見分けるわけにはいきません。そこで気になる方は、キノコ、大豆、野菜といった繊維の多い食品を食べ合わせるか、海藻などの硫酸化多糖のある食品と食べ合わせる工夫をしましょう。シイタケにはエリタデニンという物質が含まれていて、コレステロール値を下げる働きがあります。

さて、先ほどのお寿司屋さんでウニをあきらめたご主人も、もずくの酢の物を一緒にとれば、存分にウニを味わうことができたのです。

食べ合わせの知恵

〈うずらの卵＋大根おろし〉

ちょっとした飲み屋で見かける取り合わせ。卵黄のコレステロールを大根おろしの繊維が取り除きます。

〈スルメ＋昆布〉

いわゆる松前漬けです。スルメのコレステロールを昆布のフコイダン、アルギン酸が除去します。

脂質異常症改善……〈里芋入りおかゆ＋サワラ＋生モヤシ〉

脂質異常症とは、血液中の脂質が必要量以上になって、血管の壁にコレステロールがたまり、血管の内腔が狭くなってしまう疾患です。脂質異常症の場合の多くは症状がまったくありません。放っておくと、血管の動脈硬化が少しずつ進んでいき、心筋梗塞や脳卒中などの恐ろしい病気を招きます。

ビジネスマンも管理職クラスになったり、接待の多い営業部に所属したりすると連日連夜飲み食い、ということも多いようです。取引相手に気をつかい、ストレスがたまるだけでなく、食事内容もかたよりがちになります。

たとえば、昼食に会社のそばでチャーシューメンとギョーザを食べたところ、夜は相手方の希望により中華料理――昨夜こってりとしたステーキを食べたら、何と今日の昼食は部下に焼き肉をおごらされた――ということもあるでしょう。こんな偶然ばかりではなくても、一日１回天ぷらを食べなければ気がすまない、という油っこいものを好む人も多いようです。

確かに油は、食欲を増進する力があります。豆腐のみそ汁に油揚げを1枚入れるか、ゴマ油を2、3滴たらすだけで、グンと味が違ってきます。油の香りが食欲をそそるのです。ニンジンやブロッコリーといった青臭味の強い野菜も、油で炒めることによっておいしくなります。

油の効用はほかにもあります。食べたものの胃の中での滞留時間が長くなるので、長時間スポーツをする場合や、長時間激しく労働をする場合には空腹を感じる間隔が広がって助かります。エネルギーの消費が少なくてすむので、疲労も感じにくくなります。

ちなみに前にも述べたように、バターの胃の中での滞留時間は12時間、ビフテキで3時間15分、タイの刺身が2時間、ご飯が2時間15分……などとなっています。

油分（といっても植物性油のことですが）をとって空腹感をなくし、2カ月間に4kgもやせたCさんの場合は、〈里芋入りのおかゆ＋サワラの照り焼＋皿一杯の生モヤシ〉の食べ合わせで見事に減量に成功しました。モヤシにはゴマ油をたっぷりとかけ、しょうゆで味つけします。

まず、モヤシから食べ、満腹感（腹八分目）を覚えるまでおかゆやおかずを食べて、お腹が一杯になったらそこで食事は終わり。モヤシが〝主〟で、おかゆが〝従〟なのです。

植物油に含まれている不飽和脂肪酸（リノール酸が最も多いのですが）は、血管内のコレステロールを取り除き、血圧を下げるといった重要な働きをしてくれます。

〈サツマイモの天ぷら＋干しシイタケとピーマンの油炒め〉なんかもいいですね。

サツマイモのビタミンEは、せっかくいい働きをしてくれるリノール酸が酸化によって効力を失う（むしろ有害な物質に変化してしまいます）のを防ぎ、干しシイタケのビタミンDはリノール酸の働きを活発化するのに役立ちます。

シイタケの効果はそれだけではありません。

菌類に属するキノコの仲間には、マツタケ、シイタケ、キクラゲ、ハツタケ、シメジ、エノキダケなどの種類があります。日本では古くから親しまれた食品で、『日本書紀』の仲哀《ちゅうあい》天皇の条に、〝クリタケ狩り〟の記載があります。平安時代以後はもっぱらマツタケ狩りがおこなわれ、豊臣秀吉もマツタケ狩りを好んで催したと言われます。

もっとも、その栄養価については、ずいぶん長いこと〝無栄養食品〟とされ、味覚以外の評価はされませんでしたが、最近になって栄養食品としての価値が見直されてきました。キノコ類に、生物の成長促進のカギを握るヒスチジンや、肝臓の機能を強化するフラビンが多く含まれていることがわかったのです。

さらにハエトリシメジやテングダケからは、化学調味料の数十倍も強いと言われるうま味成分トリコロミン酸やイボテン酸が発見されています。そして〝第三の調味料〟として脚光を浴びたグアニル酸は、実はシイタケのうま味だったのです。

コレステロールを取り除く抜群の効果が認められたエリタデニンもシイタケの効用の一つ。実験ではエリタデニンを一日50～60㎎ずつ1週間注射したところ、明らかにコレステロール値の低下が見られました。一日50～60㎎というと、干しシイタケにして一日約9g、中型のものたった2個でまかなえるのです。

中華料理では、シイタケは必需品です。中国人へのお土産にどんこのシイタケをプレゼントすると、とても喜ばれます。

ご承知のように中華料理では油をたくさん使います。油が植物油であれば問題はありませんが、ラードのような動物性の油を使ったり、豚肉で炒め合わせたりするときには、シイタケをちょっと加えることによってコレステロール値が下がり、肥満や糖尿病、心臓病などの心配なく、おいしい中華料理が楽しめます。

がん予防効果のあるインターフェロン産生物質も発見されています。

食べ合わせの知恵

〈オリーブ油＋豚肉〉

豚肉には悪玉コレステロールが多いが、オレイン酸はコレステロール値を下げる働きがあります。


〈植物油＋ニラ〉

ニラのβ-カロテンは脂溶性ビタミンAとなるので、植物油で調理すると30％も吸収率が高まります。


〈植物油＋干しシイタケ〉

干しシイタケは使う前に３時間ほど直射日光に当てるとビタミンDが増します。ビタミンDは油で吸収率アップ。


〈不飽和脂肪酸の多い植物油＋ゴマ油〉

ゴマ油のビタミンEは、不飽和脂肪酸の酸化を防ぐ働きがあります。酸化によってできる皮膚のシミをとったり、予防したりします。

がん予防……〈牛肉＋干しシイタケ〉

２０１４年のがん罹患《りかん》数は約88万人、死亡約37万人と推定されるそうです。死亡数は肺がんがトップで、次が胃がん、そして大腸がんとなっています。

胃がんのその最大の原因はピロリ菌です。ピロリ菌が胃に棲《す》みついていると、活性酸素が大量に発生し、それにより傷ついた細胞が、がん細胞へ変化すると考えられています。

タイのタンマサート大学の研究グループの研究発表によれば、ピロリ菌の除去の際には乳製品をとるのもよいかもしれない、ということです。

大腸がんは増え続けており、２０２０年には大腸がんが死亡数のトップになるとされています。

イギリスのバーキット博士のおもしろい報告があります。イギリス人と、食物繊維を大量にとるアフリカ原住民との大腸ガンの発生状況を調べてびっくり。大腸がんによる死者は、イギリスが10万人当たり18人なのに対して、アフリカ原住民ではたったの２人だったのです。確かに、彼らのしなやかで強靱《きょうじん》な体、健康そうな肉体には、〝美食の害〟がまるでありません。

毎度の食事の中で充分に繊維質をとっていれば、腸内はいつもきれいに掃除され、発がん物質の発生が食い止められます。

食物繊維とはセルロース、ペクチン、ゴム質、リグニン（木質素）などの総称ですが、当然、穀類、いも類、野菜類、そして、海の野菜である海藻類に多く含まれています。肉を網焼きで食べるときには、タマネギもたくさん焼いて食べるようにしてください。そうすれば、消化された肉の大腸での滞留時間が短くなり、あなたは大腸がんの恐怖から解放されます。

また、便秘を防ぐ別の方法もあります。

それはパントテン酸を含む食品をとることです。これは腸のぜん動運動を起こさせるアセチルコリンという物質を体内で合成するからです。パントテン酸を多く含む食品としては、玄米、納豆、レバー、大麦、ジャガイモなどがあります。

腸内にある発がん物質には、胆汁酸から大腸内細菌によってつくられるものもあります。胆汁酸は脂肪を乳化するために分泌され、一部が大腸にまで足を伸ばします。そこでパントテン酸が細菌の動きを抑えてくれるわけです。

脂肪の摂取量を増やすと大腸がんの発生が増すことは、動物実験でも証明されています。

そこで牛肉の鉄板焼きを食べたら、ビタミンB_2を多く含む干しシイタケを食べ合わせて脂肪を分解しましょう。

ヨーグルトを毎日食べることは、胃がん予防及び大腸がんの予防になります。ビフィズス菌などの善玉菌がつくり出す乳酸や酪酸などの有機酸は、悪玉菌の増殖を抑えて腸内腐敗を防いだり、腸管を刺激して腸のぜん動運動を活発にしたりします。さらにヨーグルトに含まれる乳糖が善玉菌の栄養となってその増殖を助けます。ヨーグルトの乳酸菌が発がん物質の成長を防いでくれるのです。乳糖を含む牛乳も善玉菌を増やします。

食べ合わせの知恵

〈牛肉＋しらたき〉

腸内の滞留時間が長い肉類には、しらたきを。しらたきのマンナン（食物繊維）が牛肉をスムーズに体外へ送り出します。そのほかに食物繊維の多い食べ物は、緑黄色野菜のニンジン、カボチャ、根菜類のレンコン、タケノコ、ゴボウ、あるいは枝豆やソラ豆などの豆類があります。

物忘れ、認知症予防……〈納豆＋卵〉

認知症の割合として最も多いアルツハイマー型認知症は、脳にアミロイドβというタンパク質がたまり、正常な神経細胞が壊れ、脳萎縮が起こることが原因だと言われます。脳血管性認知症は、脳梗塞や脳出血など、脳の血管障害によって起こる認知症です。

認知症は脳の老化と言えますが、その脳の老化の代表的なものが物忘れです。

最近、やっと40歳の誕生日を迎えたばかりだというDさんは「いやもう、物忘れのひどいことといったら……」と嘆いています。40歳といえば、そろそろ男の大厄に近く、体の目に見えない部分が少しずつ老化現象をあらわしはじめる頃。その一端として、脳にも老化があらわれるのも無理からぬことでしょう。

何しろ、脳の発育は20歳をピークに、あとは退化の一途をたどるわけで、これを食い止めるには、〝頭のよくなる〟食品をとり、日々頭を使い続けることしかありません。

あなたも物忘れの仲間入りをされたようでしたら、これから私が申し上げる食べ合わせをして、日々の頭のトレーニングを心掛けてください。

それは、ズバリ〈納豆＋卵〉〈大豆＋昆布の煮しめ〉の食べ合わせです。

大切なのはまず脂肪。脳の固形成分の60％までは脂肪によって占められています。とくに〝リン脂質〟と言われるレシチン、ケファリンが脳神経細胞の活性化に重要な役割を占めています。この2つが不足すると、物忘れや、〝頭の回転の鈍い〟状態を招くわけです。

そこで、体内でレシチンを合成してくれるリノール酸をたっぷり含んだ食品、つまり大豆や卵が大事になってきます。

神経細胞と神経細胞とは、神経繊維という突起によって結ばれており、脳から何か指令が出されると、神経繊維を通じてまるでドミノ倒しのように次々と神経細胞に指令が伝わり、体の末端に到達します。この大事な神経繊維を包み込んでいる膜にレシチンが含まれているのです。レシチンが不足すると、この神経繊維膜がたるんで切れ、したがって情報伝達がそこでとぎれてしまうのです。また、脳においては善玉コレステロールもいい仕事をしているのです。

もちろん、タンパク質も脳にとって重要です。とくにアミノ酸のグルタミン酸やタウリンの働きが記憶力に作用します。そこでグルタミン酸の多いトマト、タウリンの多いイワシをあなたの〝主菜〟としてあげるわけです。イワシの代わりにはタコでも結構。

〈鶏肉＋ピーマン炒め〉の食べ合わせもいいのです。鶏肉はグルタミン酸、タウリンのほかにメチオニン・トリプトファン・フェニールアラニンと必須アミノ酸のバランスがよく、ピーマンのβ‐カロテン・B_1・B_2・C・Eとの相乗効果で、まさに〝頭をよくする〟ナンバーワンの食べ合わせです。

物忘れをするのは、脳から送られる伝達が神経細胞に伝わりにくいことが原因です。神経細胞と神経細胞をつないでいる神経繊維を筒状にくるんでいる膜があるのですが、レシチンが不足するとこの膜がゆるんだり、切れたりします。そうなると脳からの指令や刺激がもれて、うまく伝わらなくなるわけです。

レシチンは大豆製品や卵に多く含まれ、グルタミン酸・タウリンなどと一緒に充分とると効果があります。

食べ合わせの知恵

〈アナゴ＋シソの葉＋トマト〉

アナゴは、タンパク質を含み、トマトにはグルタミン酸が多く含まれます。シソの葉のビタミンC、トマトのリコピンがシソの葉のビタミンCの酸化を防ぎます。

〈カボチャ＋バター＋豆乳〉

脳に多量に含まれるリノール酸を含むカボチャとレシチンの多い豆乳を一緒にとります。

〈タマネギ＋桜エビ＋カツオ節〉

神経を集中させる働きのカルシウムは、桜エビからとり、カツオ節のビタミンDが吸収を高めます。

〈イカ＋ネギ＋ゴマ〉

イカにはタウリンが多く、ネギは血行をよくし、栄養素を速やかに運びます。ゴマはリノール酸・カルシウム・ビタミンB群などが多く含まれます。

骨粗しょう症予防……〈チーズ＋イワシ〉

夏が近づくとまるで忍者もどきの黒ずくめの女性を見かけます。お出かけにファッションを楽しむこともせず、何が何でも日光を避けることに重点を置いた出で立ちです。でもこれって、ある意味危険なんですけどね。確かに、日光を浴びることで、メラニン色素の働きが活発になり、肌が黒くなるということはありますが、その反面、日光を浴びることでつくられるビタミンDが、体内に運び込まれたカルシウムの吸収を促すのですから。これでは、カルシウム不足で骨粗しょう症を招きかねません。

また、最近乳幼児のお母さん方にも同じような傾向が見られ、母乳栄養児のビタミンD不足によるくる病やO脚が問題となっています。母乳は乳児とのスキンシップ効果もあり、育児の上で大いにすすめたいことですが、母親の日光嫌いによるビタミンD不足は、大きな社会問題となりつつあります。これからは日光を完全に敵視するのではなく、適度に日光を浴びることも必要です。

食べ合わせの知恵

〈チーズ＋イワシ〉

骨粗しょう症にいい食べ合わせです。イワシのビタミンDが　チーズのカルシウムの吸収を高めます。

貧血改善……〈浅草海苔＋大豆〉

朝の通勤ラッシュ。人波にもまれて、降りたホームで突然クラクラ。

あなたも経験なさったことがおありでは？　ちょっと休むとすぐおさまってしまうので、ただの疲れだと思い込みがちなのですが、実はそこが落とし穴。みくびっていると、胃潰《かい》瘍《よう》や十二指腸潰瘍だったなどということがありますから要注意です。

女性なら月経過多や子宮出血、男性なら慢性消化器出血などによって起こることもありますが、たいていの場合は鉄分不足による「鉄欠乏性貧血」によるものです。

人体には常時4～5gの鉄分があり、その70％までが血液中のヘモグロビン（血色素）に滞留しています。残りの30％が筋肉や肝臓、脾《ひ》臓《ぞう》などに貯臓鉄としてたくわえられています。血液（正確には赤血球）の赤い色は、鉄分によってつくられているのです。

鉄分の一日の必要摂取量は6～7mg（成人男子）。体外に排泄されてしまう分が0・5～1・5g。鉄分は十二指腸や小腸の上部から吸収されますが、健康人の腸には鉄分の吸収を自動調節する機能があって、体に鉄分が不足していると必要なだけどんどん吸収し、過剰のときは吸収をやめます。でも、だからといって安心はしていられません。食物からとる鉄分の絶対供給量そのものが少なければ、貧血はすぐ起きますから、貧血気味の人は鉄分の多い食事をとらなくてはなりません。

前に、鉄分には「ヘム鉄」と「非ヘム鉄」とがあると述べました。ヘム鉄は動物性食品に含まれ、非ヘム鉄は植物性食品に含まれており、ヘム鉄のほうが吸収がよいのです。

さてそこで、鉄分吸収に効果のある食べ合わせですが、それには**〈浅草海苔（またはほうれん草）＋大豆〉**が有効です。

鉄分が不足すると、血液中の赤血球が充分につくられません。ちなみに、貧血というのは血液の量が減るのではなくて、赤血球の数が減ることを言います。赤血球は、栄養素の酸化（エネルギー化＝燃焼してエネルギーに変わること）に必要不可欠な酸素を体内の末端細胞まで運搬する仕事をしていますから、鉄分不足＝細胞の酸素供給不足を招き、そのためにクラクラするわけです。

そこで前記の食べ合わせがモノを言います。

海苔やほうれん草には鉄分が豊富。そしてヘモグロビンは鉄分を含んだ一種のタンパク質なので、ヘモグロビンを増やすためには、タンパク質と鉄分も一緒にとるのが効率のよい方法です。大豆と食べ合わせるのはそのためです。

魚なら、できるだけ血合い肉の部分を食べることです。

あの赤黒い色からもわかるように、血合いには鉄分がほかの部分の数倍も多く集まっています。鉄分だけでなくアミノ酸もいろいろとそろっていますし、とりわけタウリンという含硫アミノ酸がいい仕事をしてくれます。コレステロールの総量を減らすだけでなく、いわゆる悪玉コレステロールを退治する、という大事な働きをしてくれるのです。タウリンは肝臓病にもよく効きますし、それに血合い肉にはビタミンA・B_1・B_2の含有量も多いのです。

消化もよく、体内の酵素活性もよいと、いいことずくめの理想の食品です。

もう一つ、ビタミン不足によって起こる貧血もあります。ビタミンB_6・B_{12}・葉酸に赤血球の発育を促進する働きがあるからです。それには**〈ほうれん草＋タラコ〉〈牛レバー＋シジミ＋タマネギ〉**の食べ合わせがいいでしょう。ほうれん草の鉄分と葉酸・ビタミンB_6・B_{12}をたくさん含んでいるタラコの組み合わせは最高。なおビタミンB_6は小腸からほとんど完全に吸収されますが、ビタミンB_{12}は70％ほどが吸収されます。

牛レバーには鉄分とビタミンC、シジミにはカルシウムとビタミンB_{12}、タマネギにはビタミンB_6がありますね。いずれも鉄分の吸収を助けてくれる食べ合わせの好例です。

ダイエット中の体の不調を訴える若い女性がよく研究室に見えますが、貧血が不調の原因だったというケースが目立っています。鉄欠乏性貧血が多く、鉄が欠乏して血液中のヘモクロビンが充分につくられなくなったことがその理由です。ヘモクロビンは、鉄を含んだ色素とタンパク質が結合した化合物なので、タンパク質と鉄を一緒にとることが必要になるわけです。悪性貧血を防ぐ葉酸とビタミンB_{12}も欠かすことのできない栄養素です。

食べ合わせの知恵

〈アミ＋ブロッコリー＋湯葉〉

湯葉とアミには、鉄分とタンパク質が豊富。ブロッコリーのビタミンCで鉄分の吸収がよくなります。

〈身欠きニシン＋切干し大根＋ジャガイモ〉

身欠きニシンには、貧血予防効果のあるビタミンB_{12}が多い。切干し大根には葉酸が多く、ジャガイモはビタミンCを含みます。

〈**卵＋わかめ＋レモン**〉

わかめの鉄、卵のタンパク質、レモンのビタミンCの食べ合わせは、卵のタンパク質とレモンのビタミンCとで、わかめの鉄分の吸収が高まります。

〈**イワシ丸干し＋ほうれん草**〉

ほうれん草には赤血球をつくる葉酸、丸干しには血色素に必要な銅が含まれています。

便秘改善……〈鶏レバー＋ジャガイモ〉

品物の流通機構によって経済が左右されるように、体の中の食物の流れによってあなたの健康も左右されます。〝体の流通〟がとどこおりやすい部分はやはり腸、〝便秘〟ですね。「たかが便秘……」とバカにしていると、とんでもないことになります。常習性便秘は、れっきとした病気なのです。放っておくと、大腸がんになりかねません。これもまた、ちょっとした食べ合わせの知恵で防ぐことができます。

それは、〈**鶏レバー＋マッシュルーム**〉の食べ合わせです。〈**玄米（または麦飯）＋納**

豆〉もいいコンビです。〈オートミール＋ゴボウ〉も結構です。

腸には、交感神経と副交感神経の２つの神経が分布していますが、腸壁を刺激してぜん動を起こさせるのは副交感神経の働きです。そして副交感神経に命令するのがアセチルコリンというビタミン。このアセチルコリンを人間の体内で合成するのがパントテン酸です。そこでパントテン酸の多い食品である玄米や大麦、納豆、レバーなどの摂取が必要になってきます。

食物繊維も、便秘解消に必要ですね。玄米や大麦、マッシュルーム、昆布、サツマイモなどの食物繊維は、果物や野菜の繊維に勝るとも劣りません。サツマイモにはとくにヤラピンという樹脂成分があって、これが食物繊維の働きを助けてくれます。ほら、サツマイモを輪切りにすると、その切り口からねばった白色の乳液がにじんでくるでしょう？　あれがヤラピンで腸を洗浄する清掃人の役目もしてくれるのです。それから、クエン酸を多く含んだ食品も便秘解消に効果があります。レモン、リンゴ、梅干しがそうです。

〈サツマイモ＋レモン〉〈レバー＋リンゴ〉〈梅干し＋番茶〉なんて食べ合わせもちょっと粋ではありませんか？　クエン酸も腸のぜん動を刺激する働きを持っています。番茶は梅干しの塩分を引き出してクエン酸にいい仕事をさせる手助けをします。さあ、重い頭とお腹を抱えて思い悩んでいることはありません。今すぐこの食べ合わせを実行してください。
食生活が洋風化して、玄米、大麦、マッシュルーム、サツマイモ、昆布といった食品たちは、（マッシュルーム以外は）日常の食生活からその主役の座を降ろされてしまいました。

しかし、これらの食品の持つ栄養効果には、すばらしいものがあります。もう一度これらの食品を食卓に迎え入れるようにしましょう。

「少しぐらいの便秘なら……」と軽く考えがちですが、その間にも腸の中では大腸がんの原因となるニトロソアミンという発がん物質がつくられています。このニトロソアミンは魚や牛・豚肉に含まれるアミンと、飲料水や一部の野菜に含まれる亜硝酸塩が結びついてできるのですが、この仲立ちをしているのが、腸内の細菌なのです。

そこで、食物繊維をたっぷりとると、細菌も体から排出され、ニトロソアミンのつくられ方も少なくなるのです。

食べ合わせの知恵

〈小豆＋漬け物〉
小豆のサポニンが腸を刺激し、漬け物の乳酸菌が腸内環境を整えます。

〈ライ麦パン＋牛乳〉
ライ麦の繊維と冷たい牛乳が腸を刺激することで、腸の働きが活発になります。

〈ひじき＋コンニャク〉
ひじきもコンニャクも食物繊維が多いので、腸内に長くとどまり、便秘を予防してくれます。ひじきは、30分水につけておくと、21％のカルシウムが失われるので注意。

下痢改善……〈おかゆ＋白身の魚〉

〝鬼のかくらん〟なんて言いますけど、元ミスターボディビルのEさん（28歳）が、浮かぬ顔で私の前にあらわれました。ご自慢の筋肉も、心なしかハリを失って見えます。

「いったい、どうしたの？」私が問いかけると、

「実はボク、心身症じゃないかと思うんです。慢性下痢に悩まされて、食べるものもろくに……」

声に力がありません。何を食べても下痢してしまうと思うと、好きなものも食べられないと言うのです。

下痢には急性と慢性がありますが、急性の場合は細菌やウイルス、薬物中毒などによって起きるのでこれはお医者さんの領域として、Ｅさんの場合は慢性下痢、それも明らかに神経性のものとわかりました。このムキムキの大男の神経が意外にデリケートなのを知って私は思わず吹き出しそうになりましたが、グッとこらえて言いました。

「大丈夫。あなたは身も心も健康よ。私におまかせなさいな。私の言う通りの食べ合わせをすれば、下痢なんていちころよ」

私が彼に示したのは、**〈おかゆ＋白身の魚の煮物〉〈やわらかく煮たほうれん草＋鶏ささみの梅肉和え〉**、卵は生を避けて**〈半熟の落とし卵〉**に……というものです。

神経性下痢は、単に大腸のぜん動運動が強すぎるというだけのことです。食物カスの水分は大腸の上半分で吸収されますが、ぜん動がすぎるため、水分が吸収されないまま素通

りして下半分に送り込まれ、その結果便が水っぽくなるという仕組みです。

その点、おかゆは消化吸収がよく、腸に刺激を与えません。おかずをやわらかく煮るのも同じこと。生卵がよくないのは、消化吸収が悪く、水分も多いからです。この食べ合わせなら、脂肪の少ない高タンパク質食品として慢性下痢のEさんには最適の方法です。

「野菜も生はダメね、煮て食べて。果物はリンゴ以外はしばらく控えてね。下痢のときは食物繊維は向かないのよ、おいもは裏ごしして、腸の中で発酵するとやっかいだから。もちろん香辛料もダメよ」

Eさんは1週間で治りました。

たかが下痢などとバカにしないでくださいね。せっかく食べた食物も下痢をすることで、いたずらに多くのエネルギーを消耗してしまうのですから、こんなムダなことはありません。

下痢の人は何より次の4点に注意しましょう。①消化吸収のよい食品をとる　②繊維のある食品はくだいて裏ごしし、よく煮る。また、腸内で発酵しやすいものは避ける　③脂肪分は制限する　④香辛料は避ける――ほかに、タンパク質は、鶏肉や脂肪の少ない赤身のひき肉、白身の魚からとり、卵は半熟で食べてください。糖質は、やわらかいご飯やパン、うどんなどからとるようにします。

食べ合わせの知恵

〈やわらかめのご飯＋大根おろし＋タラ〉

大根おろしのジアスターゼがご飯の消化を助けます。白身魚は脂肪が少なく、胃の負担も軽くてよいです。


〈ほうれん草入りおかゆ＋カレイ＋凍り豆腐〉

ほうれん草は葉の部分だけをやわらかく煮ること。魚は刺身か煮る・蒸すのが消化によいです。


〈パンがゆ＋牛乳＋カボチャ＋レバー〉

カボチャとレバーはペースト状にし、パンがゆに入れるとよい。おろし際に牛乳を加えます。


〈うどん＋半熟卵＋ニンジンの裏ごし〉

やわらかく似たうどん、裏ごしのニンジンは胃腸にやさしく、半熟卵は消化もよく栄養もあります。

アレルギー改善……〈鶏レバー＋小松菜〉

「私は、青い魚を食べると決まってジンマシンが出るんですよ」と、魚料理を前に話される作家の先生。典型的なアレルギー体質と言えます。

「アレルギーは遺伝だからねえ。どうしようもないよ」とあきらめ顔。

「あら、先生。アレルギーはよくなりますよ。私のおすすめする食べ合わせをぜひお試しになってみたら？」そう言うと、先生は疑わしそうな顔をなさいました。

ハッタリやいいかげんなつくり話ではありません。食べ合わせで体質を変えればいいのです。アレルギーというのは、生理学上で言うと、ヒスタミンという物質によって引き起こされます。ヒスタミンが血液中から細胞内に浸出して、ジンマシン症状を起こすわけです。だから、このヒスタミンの活動を抑え込んでしまえば、アレルギーも起こらないという理屈ですね。

ヒスタミンの活動を抑えるのは、ビタミンB_6・Cの働きです。血液中のビタミンB_6・Cの濃度をいつも高くしておけば、ヒスタミンはぐうの音も出ません。

そこでビタミンB_6・Cの含有量の多い食品が重要になりますが、ビタミンB_6の多い食品としては、鶏レバー、鶏胸肉、マグロ、カツオ、イワシ、ブリ、アジ。ビタミンCの多い食品としては甘夏ミカン、レモン、イチゴ、ブロッコリー、小松菜を推薦します。

ほうれん草もビタミンCの多い食品ですが、同時にシュウ酸も含んでいて、これがヒスタミンと同調してアレルギーをかえってひどくしてしまいますので、アレルギー体質の人はほうれん草は避けたほうがいいでしょう。

そこでズバリ、私のおすすめは**〈鶏レバー＋小松菜〉**と**〈甘夏ミカン＋アジ〉**のダブル療法です。この食べ合わせを常用していれば、アレルギー体質は徐々に改善され、やがてヒスタミンそのものが活動しなくなります。

ぜんそくもアレルギーの代表ですが、ぜんそく患者にはジャガイモスープの効用が知られています。その因果関係はまだ解明されていませんが、ジャガイモに大量に含まれているカリウムの効果のようです。アレルギー体質の人は体液が酸性に傾きやすいので、ジャガイモのカリウムが健康状態の一番いい弱アルカリ性の状態に体液を保ってくれるという補助的な効用です。ジャガイモにはビタミンCもたっぷり含まれていますしね。

アレルギー体質の方は腐敗に敏感なので、新鮮な食品を選ぶことが大切。また、クワイ、ゴボウ、ナス、タケノコのようなアクの強い食品は避けましょう。カレー粉、コショウ、ショウガ、ワサビなどの香辛料も刺激が強すぎるので避けたほうが賢明。過食、飽食も発症の誘因になります。

アレルギー反応を起こさせるのがヒスタミン。このヒスタミンの放出を抑える働きをするのがビタミンCです。実際に、血液中のビタミンCの濃度が高い人ほど、血液中のヒスタミンの量が少ないことがわかっています。

ビタミンCの働きは、抗ヒスタミンの働き（抗ヒスタミン剤ほど強くはありません）のほかに、ノーベル賞受賞のアメリカのポーリング博士によって、がん治療にも効果があるとして、日本でもその成果が注目されています。

食べ合わせの知恵

〈舌ビラメ＋キャベツ〉

舌ビラメなどの白身魚はアレルゲンが少なく、キャベツもアクがないので刺激になりにくいのです。

〈エビ＋グリーンピース〉

肝臓の解毒作用を助けるためにビタミンB_2を多く含む豆類をとり、エビで良質のタンパク質をとりましょう。

〈鶏ささみ＋芽キャベツ〉

鶏ささみもアレルゲンが少ない。また、ビタミンCをたくさん含んでいる芽キャベツを食べ合わせます。

〈豆腐＋キクラゲ＋貝柱〉

動・植物性タンパク質を同時にとり、肝臓を強くする。ビタミン・ミネラルが多いキクラゲで新陳代謝を活発にします。

風邪予防……〈シソの葉＋カツオ節〉

夏といわず冬といわず、鼻風邪をひいているあなた——。

「風邪くらいなんでもないよ、4、5日すれば自然に治るものさ」と楽観視するのは危険です。〝風邪は万病のもと〟、あなどると肺炎などを併発して命取りになります。体質的に風邪をひきやすい人もいますが、ほとんどは、体の抵抗力不足によります。

　そこで日頃から気をつかって、強靭な体をつくっておくことが必要です。

　抵抗力をつけるためには、まず必須アミノ酸のバランスのよい食品をとることが大事です。それから忘れてはならないのはビタミンAとCです。

　私なら〈**シソの葉**〉を細かく刻み、〈**カツオ節**〉をたっぷりかけて食べます。お昼は〈**ジャガイモ**〉のバター炒めに〈**さやえんどう**〉添え。夜は〈**レバー**〉をおかずに〈**大根の葉**〉の即席漬け、最後は新鮮な牛乳を一杯飲みます。

　カツオ節やレバーはすぐれたタンパク源。カツオ節は9種類の必須アミノ酸のバランスが見事なのです。

　シソの葉はβ‐カロテン（体内でビタミンAに変わる）とビタミンCが含まれます。レバーや牛乳のほか、さやえんどうなどの緑黄色野菜にもβ‐カロテンがたくさん入っていますが、β‐カロテンには、風邪ウイルスに対する抵抗力を強くする働きがあります。Cも体力を強化します。

　人間の鼻、のど、胃などには粘膜があります。ウイルスなどの病原菌はふつう、これらの粘膜から体内に侵入してきますが、粘膜の表面にはいつも粘液が出ていて、病原菌の侵入を防ぎ粘膜を保護するため活躍します。細菌と粘液の戦争です。

ビタミンAは、この粘液の合成になくてはならない成分で、不足すると、粘膜がカサカサに乾いて傷つきやすくなり、病原菌はそこからラクラクと侵入してしまいます。空気が乾燥するとのどや鼻の粘膜が荒れがちになるところへ、ビタミンAが不足したらダブルパンチ。ふだんからのど、鼻など外気とじかに接する部分の粘膜を強化しておかなければなりません。

ジャガイモと大根の葉はビタミンCの摂取用。ビタミンCは、体力、抵抗力、自然治癒力強化に総体的に働きます。

ビタミンCの多い食品は、ほかにレモン、イチゴ、柿、ほうれん草、ネーブル、小松菜、ブロッコリー、ミカン、京菜、夏ミカン、葉唐辛子、サツマイモ、ピーマン、カブの葉、牛レバーなどに幅広く含まれています。一日の推定平均必要量は85㎎とされていますが、風邪をひきやすい人はもっと多めにとる必要があります。

のどが痛い、熱で体がだるい、鼻水が出る、頭が痛い、食事をしてもおいしくない……風邪をひいたときはつらいものです。そんなときに効果があるのが、タンパク質・ビタミンＡ・ビタミンＣです。

・ビタミンＡは粘膜を強くする働きがあるので、細菌の侵入を防ぎ、また抵抗力を強くします。

・ビタミンＣは体力・抵抗力・自然治癒力などを強める働きがあるので有効です。

食べ合わせの知恵

〈ホタテ貝＋ユズ皮〉

タンパク質をとるとき、ビタミンＣの多いものを食べ合わせると、ウイルスの感染に対する抵抗力がつきます。

〈卵＋ネギ＋ショウガ〉

ネギ、ショウガには解熱・発汗作用があります。また、ショウガには殺菌力もあります。

〈タラコ＋エンドウ豆〉

タラコとエンドウ豆のタンパク質とタラコ（生）のビタミンＡとの食べ合わせ。タラコ和えにして、レモン汁をかければより効果が出ます。

睡眠不足解消……〈小魚＋ゴマ〉

「ついついテレビの深夜番組を観ちゃって」

「推理小説って、読み出したらやめられなくてねえ」

「うちはつき合い酒が多くてね。毎日午前様さ。もう眠くて眠くて……」

朝の通勤電車の中、ビジネスマン同士の会話です。

もしこれがあなたなら、あなたはきっとストレスがたまって、イライラしているに違いありません。寝不足を続けていると、やがて狭心症、十二指腸潰瘍、リウマチ性関節炎といった大病になることがあります。

飲み歩いて午前様だったり、深夜のテレビや読書で夜更かしなんていう人はこの際除外して、本当に仕事で夜更かしせざるを得ないという人にそっと教えましょう。

夜更かしによるストレス防止にはズバリ、**〈小魚＋ゴマ〉〈シイタケ＋レモン〉〈凍り豆腐＋カツオ節〉**といった食べ合わせがおすすめです。

まず小魚。

ストレス解消にはミネラル（無機質）の働きが重要です。とくにカルシウムとマグネシウムです。サルを使った実験では、ナトリウムとカリウムイオンを注射されたサルは一晩中眠ることができず、カルシウムとマグネシウムを注射されたサルはすっかり落ち着いて熟睡してしまいました。小魚はカルシウムとマグネシウムの宝庫ですが、これだけでは吸収が悪いので、カルシウムの吸収を助けるためにシイタケやカツオ節のビタミンDの力を借ります。Dの存在によって、カルシウムの吸収等は20倍もアップするのです。

人体は、ストレスを感じると副腎皮質ホルモンの分泌量が増し、体内の代謝も高まるので、とくにビタミンC・アミノ酸が消費されて不足になります。ゴマも凍り豆腐もカツオ節も必須アミノ酸を多く含んでいますが、できれば動物性タンパク質と植物性タンパク質を組み合わせるのがベターです。

とくに〈凍り豆腐＋カツオ節〉は、カツオ節に不足のトリプトファンを凍り豆腐が補い、豆腐に不足のリジン・メチオニンをカツオ節が補い合って相性抜群。レモンはもちろんビタミンC。ビタミンCは、副腎皮質ホルモンや副交感神経の興奮を抑え、胃液の分泌過多を防いで胃の粘膜を保護する仕事もしてくれます。ストレスが多くの病気の元凶であることを思い起こしてください。

不眠症や忙しさのために睡眠不足になる——頭の働きも鈍くなり、イライラのために内臓にまで負担をかけることもあります。次の3つの栄養素を心してとりましょう。

・神経が高ぶっているときは、カルシウムがイラ立ちを鎮めてくれます。カルシウム源は、牛乳や小魚のほかに意外と知られていないのが、切り干し大根、ひじきなどです。

・ビタミンB_1は神経の働きを正常に保ってくれます。

・ビタミンCはストレスに対する抵抗力をつけてくれます。

食べ合わせの知恵

〈麦ご飯＋モヤシ＋ゴマ〉

糖質を分解するビタミンB_1を含む麦ご飯で、糖質の消化吸収を助けます。

〈小豆＋サツマイモ＋ひじき〉

小豆のサポニンが内臓を強化。ひじきをたっぷり食べてカルシウムを充分とります。

〈枝豆＋カブの葉＋田作り〉

睡眠不足による不快感を田作りのカルシウムで抑え、枝豆のメチオニンで肝臓強化。

〈ネーブル＋脱脂粉乳〉
脱脂粉乳のメチオニンには神経伝達の作用があり、朦朧《もうろう》とした頭には効果があります。

疲労回復……〈湯葉＋ウナギ＋ほうれん草＋三葉〉

適度の疲労は快感です。食欲もわき、夜はぐっすりと眠れます。ところが、長期間にわたる疲労は、放っておくと再起不能寸前まで蓄積して、急拠入院ということになりかねません。疲労は、少しでもたまらないうちに取り除くことが大切ですね。

疲れやすいというのは、生まれつきそういう体質である場合（体液の変化・調節機能の失調、エネルギー代謝不全）もありますが、健康人が急に疲れやすくなったというのは、やはりそれまでに自分でも気がつかなかった疲労が少しずつたまっていたということです。手当ては早ければ早いほど有効です。

疲労回復には、4つの段階があります。

まず第一は、疲労によって発生する〝乳酸〟の処理です。これにはビタミンCが一番です。ビタミンCには、乳酸を処理してくれるカルニチンという物質をたくさん増殖させる働きがあるからです。

この段階の疲労回復には、ビタミンCとEを同時にとると効果が高まります。いも類とレモン、はちみつの組み合わせは、疲労回復の即効性という点で、比類のないすばらしい食べ合わせと言えます。

サツマイモにはビタミンB_1・C・Eがたくさん合まれている上に、加熱することでアミラーゼが働き、非常に消化がよくなります。レモンはもちろん、ビタミンCの代表選手。そしてはちみつの果糖はすみやかに吸収されます。即効性の秘密がそこにあります。

ビタミンCには、まず神経の興奮を抑える働きがあります。過重な仕事、対人関係のもつれ……物理的、精神的なストレスがたまると、哺乳動物では副腎皮質ホルモンの分泌がさかんになります。このとき副腎で大量のビタミンCが消費されるわけです。

それから、ビタミンCはコラーゲン（タンパク質の一種）という物質が体内でつくられるときに欠くことのできない働きをします。コラーゲンというのは、私たちの体内のタンパク質のおよそ3分の1を占めており、筋肉、骨、腱など細胞と細胞とを結びつけている組織の〝立ち会い人〟として大きな力を持っています。

生き生きした皮膚の弾力をつくるのもこのコラーゲンの作用によるので、ビタミンＣが不足すると皮膚はたちまち弾力を失って老け込みます。

またビタミンＣには筋肉が疲労したときにできる乳酸をできにくくする力もあり、すでに起きてしまった疲労をとるカルニチンという物質を増加させる作用もあります。肩こりや腰痛もこの働きで軽くすることができます。それからシミ、ソバカスを防ぐのも忘れてはならない働きです。

そしてビタミンＥ。これはホルモン分泌の中心である脳下垂体や、副腎に多く含まれています。細胞の老化を防ぎ、いつも若々しい細胞を維持してくれます。血管内では血管壁にサビ（脂質＝コレステロール）が付着するのを防ぎ、血管そのものも強くする働きがあるので、結果として血のめぐりがよくなり、高度な状況判断にも即座に正しい答えが出せるわけです。健康は内臓の強化からとも言いますが、これにもビタミンＥがからんでいるのです。

２番目は、体内のエネルギーの分解・解毒といった代謝産物の化学変化をスムーズにさせるために、ビタミンB_1・B_2をたっぷりとることが必要になります。

第３段階は、体内のpH値を弱アルカリ性に保つことです。体が酸性に傾いていると疲れを感じやすくなります。アルカリ性食品がその役目を果たしてくれます。

前にも述べたように、食品の酸性、アルカリ性は、その食品を燃やしたときあとに残る元素によって決まります。リン・塩素・イオウを含むものを酸性食品と呼び、ナトリウム・カリウム・カルシウム・マグネシウムを含むものをアルカリ性食品と言います。

しかしながら、極端な偏食をしない限り、体内で調節がなされることが、近年わかってきました。

そして第4の段階は、必須アミノ酸をたっぷり含む良質タンパク質を効率よく摂取することです。最もオーソドックスな方法ですが、体に抵抗力をつけるためにはふだんから良質タンパク質の摂取を心掛けねばなりません。

さて、そこで以上の4つの段階をすべてクリアする食べ合わせを考えた結果、私が得た結論は〈**湯葉＋ウナギ＋ほうれん草のおひたし＋三葉のすまし汁**〉。ほうれん草にはカツオ節をたっぷりかけます。湯葉をウナギに巻いて煮るととてもおつな味になります。

豆腐、ウナギ、カツオ節は、いずれも良質のタンパク質とビタミンB群を豊富に合みます。ウナギとカツオ節は酸性食品ですが、豆腐はアルカリ性食品です。ほうれん草と三葉はアルカリ性でしかもビタミンCがたっぷり。

このほか、応急処置についてちょっと触れておきましょう。

もしあなたが長時間の肉体労働をしなければならないときには、その直前に脂肪の多いものをとるべきです。脂肪は、少量でもお腹のもちがよいので、エネルギー源の消耗による疲労が防げます。

頭脳労働に伴う疲労であれば、砂糖や水飴、キャラメルなど甘いものの補給によって一時的に回復効果があります。アルコールも少量なら効果があります。ついでにおつまみに塩ゆでのソラ豆を添えると、ビタミンB_1・B_2がより強化されます。アルコールに弱い方は、レモンジュースにはちみつを入れて飲むと効果がありますね。

ほかに精神的な疲労があります。この場合にはこれまでにあげた４段階の栄養素を正しく摂取した上で、仕事や作業を変えてみたり、レクリエーション活動によって精神の緊張をほぐします。また、エネルギー源の補給につとめ、睡眠を充分にとることが大切です。

極度に精神が高ぶっているときなどには、適度の糖質をとることです。それによりアドレナリンの分泌が抑制されて安眠をもたらします。

疲れをとるには、良質のタンパク質・ビタミンＢ群・ビタミンＣをたっぷりとることです。さてここでは、ＢとＣを充分にとるための注意点を述べておきましょう。

貝類やカツオ・ニシンなどの魚、ワラビやゼンマイなどの山菜にはビタミンB_1を分解するアノイリナーゼという酵素が含まれているので注意していただきたいのですが、加熱すれば大丈夫です。また、ビタミンCをとるときは、キュウリ・カボチャ・ニンジンは、すぐに酢をかけるか、加熱するかしてください。

食べ合わせの知恵

〈アスパラガス＋チーズ＋イチゴ〉

チーズのカルシウムは体液のpHのバランスをとります。アスパラガスのマグネシウムがカルシウムの働きを助けます。

〈ニンニク＋タラコ＋ジャガイモ〉

ニンニクのアリシンがタラコに含まれるビタミンB_1の吸収を高め、ジャガイモのビタミンCが疲労回復に役立ちます。

〈サヤインゲン＋アサリ＋レモン〉

アサリで良質のタンパク質を、インゲンで糖質の分解を助けるビタミンB_1を、レモンのビタミンCはストレスを解消する。

〈落花生＋スジコ＋ブロッコリー〉

スジコの良質アミノ酸と落花生のビタミンB_1で体力の回復をはかり、ブロッコリーのビタミンCで疲労をとります。

食欲アップ……〈キノコご飯＋柿なます〉

「お腹が空かない……」「何にも食べたくない……」と訴える女性が、私どもの研究室にもよくお見えになります。食欲不振には、二通りの原因が考えられています。

一つは、体の臓器疾患によるものです。消化器系の疾患によるものがほとんどで、食道、肝臓、胆のう、膵臓、腸、胃袋と幅広いのですが、最も多いのは胃に何かの異状を生じている場合です。

呼吸器疾患、循環器障害、泌尿器関係などもまれにありますが、こうなってはもはや重症患者。即入院で、とても「食欲がなくて……」などとのんびりしたことは言っていられません。利尿剤、解熱剤など、薬を常用した結果起きる食欲不振も、この際除外しておきましょう。

もう一つは神経性の食欲不振です。強いストレス、不安、恐怖、心配事などですね。心配事や不安、恐怖による食欲不振は一過性のもので、原因になっているものが取り除かれれば、食欲は当然回復してきます。やっかいなのは、自分でもそれと気づかないストレスの場合です。

この場合は、ストレスがなくなるのを待っていられませんから、食事のほうから食欲不振を解消していかねばなりません。

私なら、下戸の人にもまずワイン、ブランデー、ウイスキーを少量おすすめします。食欲不振には、味覚はもちろん嗅覚、視覚まで動員しなければなりませんが、アペリティフ（食前酒）はまず嗅覚をくすぐり、胃を刺激し、軽い酔いによって食欲不振を忘れさせます。

さて料理のほうですが、〈**キノコご飯＋柿なます**〉などいかがでしょう。

キノコはマツタケなら申し分ありませんが、価格に問題があります。シメジやエノキダケでも結構。キノコの香りが食欲をそそります。なますには柿、菊の花と大根を用います。

ジアスターゼが消化を助け、β‐カロテン・ビタミンCがストレス解消に作用します。なますが胃液の分泌を促します。できればユズやカボスを加えたいものです。果物に含まれるクエン酸も胃液の分泌を助けます。取り合わせも美しく色どりあざやかです。

〈シイタケ＋ほうれん草＋鶏肉〉の油炒めにアスパラ・サラダの食べ合わせも、同じ意味で食欲不振に有効。魚を食べるときは、ショウガをたっぷり添えて魚の生臭味を取り除く工夫をしましょう。

キノコ料理は食欲をそそるものですが、それには理由があります。シイタケにあるうま味成分、グアニル酸・レンチオニンがそれ。この成分はシイタケ自体のうま味をかもし出すだけでなく、ほかの材料にも作用するという面白い効果を持っています。とくに野菜や肉類とは相性がよく、それぞれのうま味が相乗効果を生んで新しい風味をつくり出すのです。

ほかにうま味の強いものには、貝類のコハク酸、肉類・カツオ節のイノシン酸などがあります。果物のグレープフルーツのヌートカトンは、匂いをかぐだけでダイエット効果があるとされています。

食べ合わせの知恵

〈ワイン＋パン〉

食前酒にワインを飲むことにより、緊張がとれ、食欲がグンと増します。

〈レモンジュース＋パン〉

レモンのクエン酸が胃を刺激し、胃液の分泌がさかんになります。

〈キノコ＋ご飯〉

キノコ類は香りもよく、食欲をそそります。うま味成分も含まれています。

〈ユズ・カボス・橙＋野菜〉

口当たりのいい生野菜に柑橘類の芳香成分が食欲をそそります。カツオ節やゴマ油をかけると栄養バランスもよくなります。

味覚障害改善……〈カキ＋青海苔＋シソの葉〉

おいしい食事は健康のバロメーター。何を食べてもおいしく感じられる人は体調がいい証拠。何を食べてもおいしくない人は不調と言ってよいでしょう。

味覚の衰えは、亜鉛不足がおもな原因となっています。味を感じるのは舌の表面にある味蕾《みらい》ですが、味蕾の細胞は約1カ月というサイクルで生まれ変わります。そのため、味蕾ではたくさんの亜鉛が消費されるので、最も亜鉛不足の影響を受けてしまうのです。亜鉛はたんぱく質の分解・合成に必須のミネラルです。

そこでおすすめなのは、**〈カキ＋青海苔＋シソの葉〉〈湯葉＋チーズ＋カキ〉〈ホタテ貝＋山椒＋凍り豆腐＋干しシイタケ〉**などです。湯葉、カキ、凍り豆腐、煮干し、浅草海苔、ホタテ貝、チーズ、干しシイタケなどは、亜鉛の含有量が多い食品として知られています。なぜ亜鉛を大量にとる必要があるかと言うと、亜鉛には、人間の失われた味覚を回復する働きがあるからです。

亜鉛は、体内のさまざまな酵素の主成分になります。タンパク質分解酵素も、亜鉛なしでは役に立ちません。

亜鉛の一日の最低必要量は、アメリカでは15㎎とされています。たとえばチーズ（亜鉛含有率3・2㎎）と干し湯葉（同5・0㎎）を食べ合わせただけで、8・2㎎の亜鉛をとることができます。

これに干しシイタケ（3・1㎎）と凍り豆腐（5・5㎎）を、一日3食の中にバランスよく配しますと、一日の亜鉛摂取量は、合計16・8㎎となって、充分に一日の必要最低量をカバーすることができます。〝味覚オンチ〟のあなたはもっともっと多くても構いません。

シソの葉、青海苔は、その香ばしさで食欲を刺激しようという作戦。山椒も同じ。香辛料には、コショウ、辛子、山椒、ワサビ、ニンニクといった辛味が主軸のものと、ハッカ、シソ、ユズ、ローリエといった芳香成分を重視したものとの2種類がありますが、どちらでもかまいません。

とにかく、何を食べてもおいしく感じられない、という人が、だから何を食べても同じと加工食品に頼るのは最も危険。加工食品の常用は亜鉛不足を招きます。またカルシウムやフィチン酸のとりすぎも亜鉛の吸収を妨げます。

亜鉛は、体の中のいろいろな酵素の主成分となる重要な働きをしているのですから、凍り豆腐、アワビ、湯葉、カキなどから充分にとってください。

食べ合わせの知恵

〈干しシイタケ＋カキ〉
カキの亜鉛が味覚をもたらし、シイタケに含まれるグアニル酸といううま味成分と芳香成分が、食欲をそそります。

〈浅草海苔＋ご飯〉
海苔の磯の香りが食欲をそそります。ぬか漬け（浅漬け）を添えてビタミンもとりましょう。

〈大豆＋鶏肉＋海藻〉
大豆と鶏肉は良質のタンパク質。海藻を一緒にとるとヨウ素の作用で体の代謝がよくなります。

〈湯葉＋ほうれん草〉

湯葉に含まれる亜鉛が味覚を呼び起こし、ほうれん草のビタミンCが細胞に活力を与えます。

ダイエット効果……〈おにぎり＋野菜と糸寒天のサラダ〉

肥満の元凶は中性脂肪のたまりすぎ。学問上で言えば、太りすぎもまた立派な病気の一種です。しかも恐い生活習慣病のコールサイン。一刻も早く減量作戦をはじめなければなりませんね。〝言うは易くおこなうは難し〟の減食、節食を心掛けている方も多いことでしょう。でも、好きなものをまったく食べられないというのはとてもさびしいことです。次の食べ合わせなら改めて減食なんかしなくても結構。腹一杯食べながら、しかも効果的に減量できる、とっておきの作戦を伝授いたしましょう。

・朝食〈**野菜と糸寒天のサラダ＋おにぎりまたは冷やご飯**〉
・昼食〈**茶碗蒸し＋ほうれん草のゴマ油炒め＋ご飯**〉
・夕食〈**土手鍋＋ご飯**〉

おにぎりや冷やご飯には、レジスタントスターチという食物繊維の効果を持つ成分が含まれています。糸寒天は、水でさっと洗って戻して。トマト、セロリに食塩少々。茶碗蒸しには鶏肉、ギンナン、卵が入ってダシは煮干しでとります。味つけには減塩しょうゆを使ってください。ご飯は最後に食べるようにします。カキの土手鍋の具は、お豆腐にカキ、白菜、ネギ、オクラ。みそ少々と砂糖、減塩しょうゆで味つけします。同様にご飯は最後に食べます。

いかがでしょう。ご飯も、できれば冷やご飯で、よく噛んで食べます。卵や、魚介類だってあります。そして何よりかなりのボリュームがありますから満腹感を味わえますよ。ところがこれでカロリーのほうは総計でも１２０４kcal。成人男子（18〜49歳）一日の必要量とされる２３００kcalの約半分で一日がまかなえるのです。

もちろん、肥満解消にはカロリーは低いほどいいのですが、といって人間が生きていくために必要な最低ラインが決められています。これを〝基礎代謝量〟と呼び、成人女性で一日１２００kcal以上とされています。右の献立は、この最低ラインをクリアする範囲で質量ともに考え抜かれた最高の食べ合わせと言えるでしょう。

ポイントは寒天です。寒天の主成分は多糖類ですが、これは体内で消化酵素によって分解されないという特徴を特っていますので、いくら食べても体内を素通りしてしまいます。満腹感だけを残し、おまけに行きがけの駄賃（？）として腸壁を刺激していきますので、便通をよくするという効果もあります。ビタミンはほぼゼロですが、その代わりカルシウムなどのミネラル類はたっぷり。ダイエット食品に多く利用されているのはそのためです。

そしてオクラ。これは、特有のネバネバに含まれるペクチン、ガラクタンなどが糖分の吸収を遅らせ血液中に溶け込んで血圧を下げる働きをします。高血圧や糖尿病の薬にも含まれている成分ですから、太りすぎの人はぜひたくさん食べてほしい食品ですね。

だいたいにおいて、肥満の原因は過食、とくに夜間の過食が大敵です。

タンパク質はふつうにとってもかまいませんが、脂肪・糖質をうんと減らすのがコツですね。そして大豆製品、カキなどの貝類、海藻、緑黄色野菜など、なるべくカロリーの低いものを食べ合わせるのです。

でも一つだけお断りしておきます。この献立法は、即効性を期待してもらっては困ります。時間はかかりますが、その代わり断食や薬物による減量法と違って、体に負担がかかりません。やせたはいいけど体を壊したでは、笑い話にもなりませんから。

ここであげた食物のカキ、豆腐、ネギ、オクラは日本の伝統食です。言い換えれば、日本人のすぐれた頭脳と健康とを守り続けてきた食品であることを覚えておいてほしいものです。太り気味の人は少しばかりの食事療法と意志力さえあれば、比較的短い期間で標準体重にすることができます。

問題なのは、心臓病、糖尿病、高血圧症などの病気に発展していく可能性のある太りすぎの人です。こういう人は寒天や海藻類などほぼノンカロリー食でミネラルがたっぷり含まれている食品を中心に、良質のタンパク質・ビタミン類を食べ合わせることが必要です。

また、サツマイモもおすすめです。なぜかと言うと、サツマイモ100g当たりのカロリーは123kcal。お米の同356kcalと比べるとおよそ3分の1にしかすぎません。（ちなみにジャガイモのカロリーはもっと少なくて100g当たり77kcal。ご飯の約5分の1弱に相当します）。

その上、β‐カロテン・ビタミンC・E・リノール酸が多く含まれていて病気に対する抵抗力がつき、若々しさを保つことができます。なかでもリノール酸は、どうしても食品からとらなければならない脂肪酸で、脳の働きを活性化させる大切な栄養素です。つまり、サツマイモは頭をよくする食品でもあるのです。

また、繊維が多く、これが血液中のコレステロールを取り除いたり、腸壁を刺激して便通を整える働きをしてくれます。なお、里芋はサツマイモの１／２とよりカロリーが低く、繊維も多いのでお試しください。

食べ合わせの知恵

〈そば＋コンニャク＋鶏肉＋からし菜〉

そばのルチンが血管を強くし、太りすぎからくる高血圧を予防。コンニャクはほぼノンカロリーなので最高。

〈そうすい＋白身魚＋しんとり菜〉

ボリューム感を出すために、野菜をたっぷり入れるとよいでしょう。

〈サツマイモ＋アサリ＋ブロッコリー〉

サツマイモはご飯の１／３とカロリーが低く、腹持ちもよい。貝類と野菜で不足する栄養素を補います。

〈全がゆ＋小松菜＋エビ〉

小松菜はおひたしでなく蒸したり煮物にすると、ビタミン損失が少なくてすみます。

飲みすぎに効く……〈小松菜＋豆腐＋ゴマ〉

悪酔、二日酔い――。わかっちゃいるけどやめられない、と悩んでいるあなた。最近、体がダルくて疲れやすくありませんか？　ただの夏バテ後遺症だと楽観していると、気がついたときにはすでに脂肪肝から肝硬変になりかねません。

でもご安心ください。お酒につきもののおつまみ。そのちょっとした食べ合わせのコツで、お酒を毒から〝百薬の長〟に変身させることができるのです。これなら少々の深酒もへっちゃらという、とっておきの食べ合わせをお教えしましょう。

それは、**〈わかめ＋豆腐のゴマ和え〉**。わかめにはビタミンB_2がたっぷり入っています。ビタミンB_2は、肝臓にあって解毒をおこないます。

豆腐には、ビタミンの一種でやはり肝臓に脂肪がたまるのを防いでくれる（抗脂肪肝作用）コリンが含まれていますし、ゴマは肝臓の機能を高め、解毒作用があります。

ご存じのように、体内に入ったアルコールは肝臓で分解され、最終的には炭酸ガスと水になりますが、処理能力を超えると、分解中のアセトアルデヒドがそのまま血液中にたまって頭痛、吐き気を催します。ゴマに含まれるタンパク質メチオニンが、肝臓でのアルコール分解の手助けをしてくれるというわけです。この食べ合わせはカロリーも低く、お酒のお伴には最高ですね。

〈芝エビ＋シイタケ〉もいい食べ合わせです。芝エビのメチオニンとシイタケのビタミンB_2が働いてくれます。**〈湯豆腐＋あさつき〉**。あさつきにはビタミンB_2・β‐カロテン・ビタミンCが豊富。湯豆腐にはカツオ節がつきものですが、このカツオ節はメチオニンの王者なのです。

ウイスキーやブランデーなど、強いお酒がお好みの方には、**〈カキ＋カツオ節〉**の食べ合わせが絶対です。〝海のミルク〟と言われるカキには、タウリンと必須アミノ酸がたくさん入っています。カツオ節のメチオニンに強肝作用があります。鶏肉にもこの働きがあります。タウリンは、〝制がん剤〟としても注目を浴びているタンパク質です。カキは、できたら新鮮なものを生で食べてほしいですね。

メチオニンはコリンというビタミンを体内でつくり、コリンはレシチンをつくります。

そして、コリンとレシチンは肝臓の周囲にたまった脂肪を溶かし、肝臓の働きを活発にします。メチオニンを多く含むタンパク質としては、マグロがあります。

お酒の飲みすぎで心配なのは、肝臓に脂肪がたまってしまう脂肪肝。これは放っておけば肝硬変にまで進みます。脂肪が体の中で害のある過酸化脂質に変わってしまうからです。これを防ぐのがビタミンB_2。

ビタミンB_2は毒物を無毒化するために働きますので、B_2を充分にとっていれば、お酒を飲んでも安心、というわけです。また、ビタミンB群のコリン（大豆に含まれる）も抗脂肪肝作用があります。

食べ合わせの知恵

〈日本酒＋納豆〉

納豆は消化のよいタンパク源。刻みネギを加えればビタミンB_1もとれ、より効果的。

〈ウイスキー＋落花生〉

落花生のほかに、枝豆にも脂肪肝を予防するコリンが含まれています。

〈まおたい酒＋レバー〉

レバーは緑黄色野菜と食べ合わせると肝臓の脂肪肝防止になり胃粘膜も強化します。

〈ワイン＋ハマグリ〉

ハマグリの良質のタンパク質に、果物などを添えればクエン酸が腸の働きを活発にし、消化をより助けます。

タバコの害を防ぐ……〈カキ＋シイタケ〉

人間とタバコのつき合いはとても古くて長いものです。

最近ではタバコの害がずいぶんとあげられ、禁煙する人も多いようですが、一方若い女性の喫煙も目立ってきています。人によっては一日に50本から100本も吸う人がいて、このように常習するようになると、吸いすぎが気になってもつい手が出てしまいます。

吸いすぎると、のどが痛くなる、肌が荒れる、吐き気がする……。不安だと思ったときには血圧も上がり、肺がん一歩手前……なんてことになりかねません。

一時的な精神安定にはともかく、タバコが体にとっていいことは一つもありませんね。しかし、どうせ吸わずにはいられないものなら、こちらも対策を考えなくてはなりません。日常の食事における食べ合わせの中で、タバコの実害をなくしていけばよいのです。話は簡単。**〈海の幸カキ＋山の幸シイタケ〉**、または**〈ほうれん草＋ブロッコリー〉**の食べ合わせでタバコの害は防げます。

タバコの害の元凶はニコチンとタール。ニコチンは、人間の体内に入ると血管を縮ませるホルモンのカテコールアミンの分泌を高めます。生体実験によると、タバコ一服吸っただけで10秒後には毛細血管が縮み上がりました。これでは血圧が上がらないほうがおかしいですね。この状態でコレステロールが血管に付着すれば、動脈硬化はもう間近。そしてタバコが燃えるときに出るヤニの中に含まれるタールには、10種もの発がん物質が発見されています。

それから煙の中の一酸化炭素が血液中のヘモグロビンと結びついて酸素の運搬を妨害するため、貧血を起こしたり、ビタミンCを破壊して肌荒れを起こします。タバコを吸いすぎた翌朝、胃がムカムカするのは、胃壁に残ったタールのいたずらです。

カキに多量に含まれるタウリンは、血管の天敵カテコールアミンを食いつぶし、コレステロールの活動を抑えて動脈硬化への進行を防ぐとともに、鉄分とビタミンB_{12}がヘモグロビンを保護し、一酸化炭素との結合を阻止してしまうわけです。

鉄分の吸収にはビタミンCとタンパク質の協力が必要ですから、ここでビタミンCの豊富なほうれん草の威力がモノを言ってくれます。私なら、牛乳を使って**〈カキのクリーム煮〉**といきますね。貝にほうれん草とシイタケを入れて万全。食べやすいし、具もたくさんとれます。タンパク質はカキと牛乳から、また牛乳に含まれるビタミンB_2が煙の中の発がん物質であるベンツピレンを分解、無毒化してくれます。また、野菜をたくさん食べるのもおすすめです。繊維がベンツピレンを吸着して体外へ排出してくれます。

食べ合わせの知恵

〈生揚げ＋小松菜＋ウナギ〉
生揚げの鉄分が貧血を防ぎ、小松菜のβ-カロテンが肺の粘膜を守ってくれます。

〈青海苔＋赤貝＋モヤシ＋カブの葉〉
モヤシの繊維がベンツピレンを排出、カブの葉のビタミンB_2には解毒効果あり。

〈納豆＋ピーマン＋鶏レバー〉

納豆のビタミンB_2が解毒の働きをし、ピーマンがビタミンＣの不足を補います。

〈身欠きニシン＋京菜＋ソラ豆〉

身欠きニシンの鉄分が貧血を防ぎ、京菜がビタミンＣ不足を補ってくれます。

脱け毛予防……〈海苔＋カツオの刺身〉

髪の毛が多い、少ないというのは先天的なものが大きく影響しますが、でも脱け毛となると、これはほぼ栄養不足とみてよいでしょう。毛髪の成分は、ケラチンというタンパク質とヨウ素が主です。そこでフサフサの美しい黒髪がお望みなら、タンパク質とヨウ素を充分にとらねばなりません。最高の効果があるのは、**〈海苔＋カツオの刺身〉〈湯葉＋わかめの煮物〉〈もずく＋赤貝＋黒ゴマ入り酢の物〉**などです。

海苔には、ヨウ素のほかβ-カロテン・ビタミンB_1・B_2・Ｃ・ニコチン酸が豊富です。カツオには必須アミノ酸が多く、頭髪のタンパク（ケラチン）源としてすぐれていますし、カツオの脂肪が髪の毛の黒さとツヤを保ってくれます。お刺身として食べるのは、吸収効率がいいからです。カツオの代わりならオイルサーディンでも結構です。

湯葉には、ほとんどの必須アミノ酸が含まれています。湯葉というとすぐ〝鍋物〟と思われがちですが、こうした日本古来の優秀な食品は、もっともっと私たちの日常の食卓にあげるべきですね。洋食のグラタンにだって、中華風の炒め物にだって、充分使える食品です。わかめはヨウ素の素として文句なし！

〈もずく＋赤貝＋黒ゴマ〉の食べ合わせは、フケ症の人にぴったりです。

実はこれは、ある貿易会社の社長、Fさん（55歳）から教えられたものです。Fさんは、30代半ばからひどいフケ症に悩まされ、やがて髪の毛が薄くなってきました。知人のすすめで、郷里新潟県佐渡のエゴネリ（海藻の一種）を酢の物にして毎日食べ続け、最近はエゴネリがもずくに代わり、好物の赤貝を加えて食べるのだそうです。

50代半ばのFさんが、20年前の30代半ばのときよりも髪の毛が多く、黒々としているとは奥さまの証言です。Fさんの場合は、頭部の血行不良も一つの原因でした。そのため髪の毛まで栄養素が充分に行き渡らず、脱毛の原因になっていたのです。

〈焼き海苔＋卵＋レバーペースト〉。これはビタミンB_2をとるための特別食です。フケ症の人は、頭皮の皮脂が酸化して炎症を起こし、角質層が次々とはがれ落ちていく病気なのです。これはビタミンB_2の補給によって防げます。

脱毛にも、いろいろな原因があります。皮膚病や頭部の血行不良、フケ症が高じた炎症など、そして最も多いのが髪の毛に必要な栄養素が充分にとられていない一種の栄養失調です。髪の毛はタンパク質からできているので、何と言っても質のよいタンパク質をたっぷりとる心がけが最も大切でしょう。

カツオのほかに効果があるのは、マグロフレーク（サケ缶でもいいでしょう）や牛肉などです。

食べ合わせの知恵

〈イカ＋昆布〉

イカは生で食べるのが最も消化がよい。５分間の加熱で消化率は16％低下します。

〈鶏肉＋ひじき〉

必須アミノ酸のバランスがよい鶏肉とヨウ素、鉄の多いひじきが髪を守ります。

〈マグロ＋海藻〉

すぐれたタンパク質を多く含むマグロとミネラルの多い海藻が髪を若返らせます。

〈うずらの卵＋もずく〉

鶏卵に近い良質のタンパク質を含むうずらの卵とヨウ素分の多いもずくは、髪に理想の食べ合わせです。

第4章

「何を食べるか」より「何と食べるか」で体は変わる

魚の干物の発がん物質を消す食べ方があった！

「魚の干物を食べるとがんになる」――こう言われて驚いた方がいらっしゃるかもしれません。でも決してオーバーな話ではないのです。

旅行をすると、和風旅館で必ずと言っていいくらい朝食のお膳にのるアジ、サンマ、カマスなどの干物。居酒屋では、エボダイや柳ガレイの干物をおつまみに一杯やっているお父さんたちをよく見かけます。日本の男性は、とくに年配の方ほど魚の干物がお好きのようですね。ところがこの魚の干物が危ない！

「そんな馬鹿な。だって魚には不飽和脂肪酸がたっぷり含まれているんだよ。不飽和脂肪酸は、血圧を下げたり、コレステロールを取り除いたりと、生活習慣病予防に大きな貢献をしているはずじゃなかったの？　こんなすばらしい食品をけなすなんて白鳥さん、あんた、どうかしてるんじゃない？　僕を早死にさせる気かい？」

知り合いの弁護士、Gさん（48歳）が言います。ちょっと知識のある方なら、たいていこうおっしゃる。Gさんの意見は間違いではありません。確かに魚には生活習慣病予防に効果のある不飽和脂肪酸が多量に含まれています。

でも、ちょっと待ってください。実は、いいことづくめの不飽和脂肪酸にも、大きな弱点があります。それはとても〝酸化しやすい〟ということです。

魚を干物にすると、魚に含まれている不飽和脂肪酸は、太陽光線の作用で酸素と結びつき（酸化）、過酸化脂質に変わってしまいます。これが、体内で発がん物質が発生するきっかけになっているのです。

脂肪だけではありません。魚のタンパク質も、直射日光に当たったり、塩漬けにしたりすると変性しやすく、硝酸塩、亜硝酸塩、二級アミンなどの物質がつくられます。これがさらに唾液や胃液、腸の中の細菌によってニトロソアミンという物質に変えられるのですが、このニトロソアミンが、とくに消化器系にがんを発生させる〝悪の元凶〟であることが動物実験の結果確認されています。

魚の干物を焼くと、もっとひどいことになります。干物はどうしても直火で焼いて食べることになりますが、タンパク質の焼けこげによってできるベンツピレンもまた、有力な発がん物質なのです。

さあ、こんな話を聞いて、日頃のあなた自身の食生活を思い出したら、ゾーッとして背筋に冷や汗が出たのではありませんか？

「まだがんで死にたくない。もう魚の干物を食べるのはやめた！」そうおっしゃるに違いありません。

でもご安心ください。魚の干物も安全な食べ方があるのです。野菜・キノコや果物と食べ合わせることで害は防げます。

また、焼き魚だけでなく、ハムやソーセージにも発がん物質が含まれています。ハムと大根おろしの食べ合わせはどうも……という方なら、洋風にキャベツやレタスをたっぷり食べ合わせるようにしましょう。

食べ合わせの知恵

〈干物＋小松菜〉

小松菜のおひたしをたっぷり食べ合わせることによって、その繊維が干物の発がん物質を体外に排出してくれます。レンコンとニンジンの酢の物でもよいでしょう。また、干物と一緒にとりたいものには、β-カロテンを多く含むカボチャ、Eを含むサツマイモ、

Cを含む柿などもおすすめです。

〈ポテトトチップス＋落花生〉

食べ物に使った油が酸化しやすい例として、ポテトチップスがありますが、この場合、落花生との食べ合わせで、ポテトチップスの油が酸化し過酸化脂質となるのを防いでくれます。

知らないと怖い！　青汁健康法のデメリット

青汁が体によいことは、誰もが知っています。私の知人にも健康法として飲みはじめる人は大勢います。

ところが長続きする人はほんの一握りにも足りません。何よりも〝まずい〟ことが最大の原因です。知人のHさんなど、鼻をつまんで飲んでいます。あの独特の青臭さは何とも不快。よほどおいしい果物と組み合わせないことには、飲めたものではありません。口に入れるものはおいしいものでないと長続きしないのが定め。体のあちこちにガタがきた人にとっては、おいしかろうとまずかろうと薬ですからやむを得ませんが、健康な人が飲み続けるのは至難の技です。

でも、青汁は本当に健康によいのでしょうか？　何が体にいいかわからず、ただ人にすすめられて飲んでいるのではありませんか？

青汁には欠点もまたたくさんあるのです。まず、ジューサーやミキサーを使うため、栄養素が破壊されてしまうことです。野菜は細く裁断されるほど組織が空気に触れ、せっかくの栄養素もたちまち失われてしまいます。

汁にするため繊維が失われてしまうのも問題です。食物繊維にはコレステロールを取り除いたり、発がん物質を体外に排出する働きがあるのですが、ジューサーにかけるとこの繊維がほとんど除かれてしまいます。もったいない話です。

それから、青汁にはあまり知られていない欠点もあります。それは、高齢者の場合、青汁に含まれるカリウムによって心臓の機能が低下する恐れがあることです。心臓の働きを抑制し、ときには拍動を止め、死に到らしめることもあるようです。

適量のカリウムは血圧を下げ、心臓の働きを助けますが、多すぎるのは逆効果。年齢が上がるとただでさえカリウムの排出がされにくいというのに、腎臓の病気でもあればカリウム過剰はきわめて危険です。人間には、アルドステロンという、カリウムの排出を調整するホルモンがありますが、年をとるとアルドステロンの分泌が弱まり、カリウムをうまく排出することができなくなってくるわけです。青汁は、高齢者にとっては大敵。「健康によいから」とすすめられても、鵜呑みにするのは危険です。

どうしてもという場合は、香りのある果物——リンゴ、パイナップル、メロン、パパイヤ、レモンといったものを加えると飲みやすくなります。甘味も塩味も、できれば加えないほうがいいでしょう。それからシソの葉、ほうれん草、キャベツといったビタミンCを含む野菜の青汁には、お酢を少量加えるとビタミンの損失が少なくなります。

食べ合わせの知恵

〈京菜＋グレープフルーツ〉

京菜1／2株、リンゴ1／2個、グレープフルーツ1／4個をジューサーにかけると200㏄のジュースがとれます。京菜、グレープフルーツともにビタミンCがたっぷり。お酢を必ず1滴落としましょう。

こんな場合は大豆のとり方に注意が必要

昔から〝畑の肉〟と言われている大豆。９種の必須アミノ酸がバランスよく配され、そのタンパク質は牛肉や豚肉にも引けをとりません。脂肪や糖質も適当に含まれていますし、ビタミンB群やミネラル、食物繊維も多く含まれています。とくにリノール酸、レシチンは健康のもとです。

ところが、大豆にも食べ方の知恵が必要です。健康な人であれば、赤ちゃんから老人まで大豆の食べ合わせに何の問題もありませんが、痛風の人は要注意！　大豆に含まれているプリン体（細胞の核にある核酸の重要な成分で、尿酸をつくるもとになる）が、痛風の発作を起こす引き金になるからです。

痛風は、プリン体の分解によってできる尿酸が血液中に異常に増えるために起きる病気ですが、増えた尿酸が尿酸塩になって関節にたまるため、激痛を起こします。もちろん医師の治療にゆだねるしかありませんが、同時に食事療法が大切になります。つまりプリン体を多く含む食品を避けることです。

プリン体を多く含む食品としては、きなこ、凍り豆腐、大豆、赤みそ、牛レバー、鶏レバー、牛肉、マグロ、ハマグリ、アジなどがあります。

食べ合わせの知恵
〈豆腐＋カキ〉
豆腐に不足している必須アミノ酸メチオニンを、プリン体の少ないカキのメチオニンが補うことで、完全なタンパク質になります（豆腐はプリン体が少ない食品です）。

野菜も食べ方次第では体をダメにする⁉

「生野菜を食べていればやせる」「若々しくなる」と信じている人は男女を問わず多いのではないでしょうか。でも、その思い込みが間違いのもと。生野菜は確かに健康の玉手箱ですが、といって万能選手ではありません。食べ方次第ではあなたの体をダメにしてしまう危険すらあります。

まず、サラダに使う生野菜の種類です。家庭やレストランでグリーン・サラダ（コンビネーション・サラダ）によく使われる野菜の代表格はレタス、キュウリなどですが、これらはそのほとんどが水分で、体に必要な栄養素はあまり含まれていません。レタス20ｇのビタミンC含有量はたったの１㎎しかありません。成人が一日に必要とするビタミンCの量は85㎎。そこでビタミンをとるためには、ピーマン、パセリ、ほうれん草、ニンジンといった緑黄色野菜を食べなければなりません。

次は量の問題です。

生の野菜だとどうしてもカサがあるので、必要栄養量を食べるのは大変です。そこで〝煮る〟〝炒める〟〝ゆでる〟〝ジュースにする〟などの工夫が必要になります。とくに葉菜類は、加熱することで驚くほど体積が小さくなり、それだけ大量に食べられるわけです。ほうれん草１００ｇには、ビタミンCが35㎎、小松菜39㎎、大根の葉49㎎、京菜で55㎎が含まれています。

加熱することでビタミンが失われてしまうのでは……と思われる方が多いと思いますが、その量はビタミンAが30％、B_1が50％、B_2が30％、Cが60％です。つまり、加熱することでビタミンが失われても、レタスやキュウリのサラダよりはずっと多くのビタミンがとれるから安心です。

そればかりではありません。野菜は、熱を加えることによって繊維の効果が生のときより強くなるのです。お湯の中で糸がほぐれるのと同じように、食物繊維もまた加熱によって広がり、動きが活発になります。

食物繊維は、便通に役立つばかりでなく、体内のコレステロール値や血糖値（血液中に含まれる糖類、とくにブドウ糖の値。その値は運動、食事などで変化するが、糖尿病などの際とくに多くなる）を下げて糖尿病や高血圧などの生活習慣病を予防する働きが知られています。つまり、野菜は生で食べるより煮て食べるほうがずっと効果的、というわけです。

食べ合わせの知恵

〈小松菜＋菊の花〉

小松菜は有色野菜（100g中にカロテンを1000IU以上含んでいるものをいう）で、β-カロテンも多く、B_1・B_2・ニコチン酸・C・カルシウムも豊富。菊の花はビタミンB_1とカルシウムがたっぷりなので、この2種をサラダで食べ合わせることで、より完全なビタミン、ミネラルをとることができます。

一日2食と一日3食、どちらがやせる？

「肥満者は管理職の座より去れ！」

アメリカの一流企業では、管理職に肥満体の人を採用しません。自分の体すらうまく管理できない人間に、他人をコントロールできるはずがない——というわけです。

日本でも、高齢社会を迎えて企業内の世代戦争が激烈。太っているというだけで、確実に肩叩きの対象にされてしまう時代がくるかもしれません。そこで世のお父さん方は、可愛い妻子のために減量作戦で涙ぐましい努力を重ねるわけです。

でも、その方法が間違っていては、せっかくの努力も水の泡、かえって太ってしまうという悪循環に悩まされてしまいます。

〝常識のウソ〟の端的な例が、「一日2食制」の誤解。やせるために一日2食に制限する——これは大きな間違いなのです。相撲取りは確かに一日2食主義を励行していますが、あれは〝やせる〟ためではなくて〝太る〟ためなのですよ。

はっきり言いましょう。

一日2食でも、3食分の量を食べてしまえばあなたは確実に太ります。

食事の回数が減ると、それだけ空腹の時間が長くなって体内の脂肪合成能力が高まり、逆に脂肪分解能力が減ってしまいます。そして空腹のあまり、つい量をたくさん食べてしまう。結局は一日2食でも3食分の食事をしているわけで、脂肪合成能力が高まっただけソン……ということになりますね。次のデータがそれを裏付けています。

チェコスロバキアのプラハ市内にある学校で、寄宿舎の生徒を被験者にしてこんな実験をしてみました。どの生徒も、一日にとる食事の総量は同じにして、A群は一日2食、B群は一日3食、C群は一日5食以上……とグループ別にその栄養効果を測定したのです。その結果、一日2食のA群の生徒のほうが、一日5食以上の群の生徒より皮下脂肪がグーンとついてしまったのです。

この調査をおこなったファブリ博士は、高年齢層についても同様の実験をおこなった結果、やはり「食事の回数の少ない人ほど肥満の傾向が強く、同時に糖尿病、動脈硬化などによる心臓疾患が顕著に見られる」――と報告しています。

まとめてみましょう。

「一日に食べる食物の全体量が同じときは、食事の回数が少ないほど空腹でいる時間が長くなって、どうしてもまとめ食いをしてしまう。これが肥満の大敵」――結論が出ました。〝たっぷり夕食〟も、肥満を招く原因の一つです。ドイツ・ハイデルベルグ心筋梗塞センターのG・シュリールフ博士は「夕食に肉などボリュームのある食事をするビジネスマンは落第」と言っています。

朝食や昼食に、たっぷり脂肪を含んだ食事をしても問題はないが、夕食に高脂肪のものをたっぷり食べてすぐ眠ると、真夜中に血液中の脂肪がグーンと増える。この状態が続けば、脂肪はどんどん肝臓に運ばれて脂肪肝になり、血液中では合成されたコレステロールが血管壁に付着して動脈硬化を起こすと言っているのです。

ましてや、就寝直前に腹一杯モノを食べるのはまさに自殺行為であると、あなたもよくおわかりになったでしょう。

食事の回数は一日3回をキチンと守り、内容も栄養のバランスがとれたものにすること――これが現代人の〝太らないコツ〟なのです。

食べ合わせの知恵
〈ご飯＋マグロ照焼き＋白菜ゴマ和え＋キュウリもみ＋すまし汁（麩と長ネギ）＋紅ショウガ〉
これは夕食一食分の例ですが、全部で７５５kcal。タンパク質が29・７g、脂肪が８・４g、ビタミン・ミネラルともバランスがよい献立です。

「炭水化物抜きダイエット」の落とし穴

最近、炭水化物を控えるダイエット法が流行しているようですが、これにも問題があります。炭水化物を抜くとどのようになるかをご説明いたしましょう。

私たちが日頃食べている主食の炭水化物は、タンパク質・脂肪とともに三大栄養素の一つで、エネルギー源となるとともに、生きていく上でのすべての指令を出す脳も炭水化物が唯一のエネルギー源です。そのため、一日の摂取エネルギーのうち、50％～60％を炭水化物から摂取することが望ましいのです。

炭水化物はグリコーゲンとして肝臓に貯蔵されて、炭水化物の摂取量を減らすと肝臓に貯蔵してあるグリコーゲンが使われることから、まず最初に体重が落ちます。

ただし、体重が落ちても脂肪が落ちているわけではないため、脂肪は体内に残ります。そして貯蔵しているグリコーゲンがなくなると、筋肉などを構成しているタンパク質を分解してエネルギー源として使われます。

結果として筋肉が落ち、脂肪は残ります。これでは、健康的なダイエットとはとても言えません。

食べ合わせの知恵

〈冷やご飯＋卵白＋ブロッコリースプラウト〉

冷やご飯に含まれるレジスタントスターチ（難消化性でんぷん）にダイエット効果があります。卵白は低カロリーのタンパク質で、ブロッコリースプラウトは多くのビタミンとがん予防効果の成分も含む健康野菜です。飽きがこない食べ合わせですから、おすすめいたします。

貝の栄養効果が完全になる食べ合わせ

〝貝にはコレステロールがある〟――こんな俗説が、いつの間にか家庭の奥さま方のあいだに根をおろしてしまったようです。

「貝は好きだけど、女房に止められているから……」

水槽でイキのいいタイやハマチが泳ぐ活魚屋さん。

「今日は貝物がおいしいよ」

ねじり鉢巻の板前さんが威勢よく声を掛けていますが、コレステロールが心配なお父さんたちはそれをうらめしげに見ながら、

「やっぱりカツオのたたきでガマンしよう……」と、いつもながらのおなじみメニューになってしまいます。あなたもそんな一人なのではありませんか？

これは大間違いで、貝類こそ実はコレステロールの少ない、安心ですぐれた食品なのです。それどころか、貝自体に私たちの体内のコレステロールを取り除く成分が含まれているのです。

〝貝にはコレステロールがある〟――いったい、いつ頃からこのような説が生まれてきたのでしょう。

貝は、大昔から私たちの祖先が食べ続けてきた代表的な食品です。明治5年に発見された大森貝塚をはじめ、日本中で数多くの貝塚が発見されていますが、動物の骨は数が少なく、わずかな穀類と貝殻だけが山と積まれているところから見て、貝が私たちの祖先の食生活に重要な位置を占めていたことが想像できます。仏教の伝来で肉食が禁止された時代にも、貝食は食膳の花だったのでしょう。

なぜこんなことになってしまったのでしょうか。

それは、栄養学者のちょっとしたデータの取り違えでした。彼らは、貝類に含まれているステロイドという、コレステロールと構造がよく似た物質の数値まですべてコレステロール値に勘定してしまっていたのです。

専門家でさえ、こんな笑えない大ミスをしてしまいます。そしてこの誤ちがマスコミに大々的に取り上げられ、あっという間に「貝＝コレステロール」説が日本中に広まってしまったのでした。そして、このミス情報をいまだに信じこんでいる方が多いのです。

先ほども申し上げたように、貝は実にすばらしい食品です。

カキを例にとってみましょう。カキのコレステロールは、以前は100g中に平均326㎎とされていましたが、修正された新しい分析値によると、100g中たったの51㎎しか含まれていません。何とおよそ6分の1も減ってしまいました。

さて、すっかり名誉回復した貝類ですが、貝の種類は、アサリやハマグリのような二枚貝から、サザエやアワビのような巻き貝までさまざまあります。アサリ、ハマグリはプランクトンを、サザエは海藻を食べていますが、栄養面では大差がありません。

貝の肉は、80％が水分。タンパク質の含有量は魚に比べてやや低く18％くらい（魚は平均25％）ですが、とくにシジミは、魚にも劣らない必須アミノ酸や鉄分・カルシウムなどのミネラル類をバランスよく含んでいます。アサリ、ハマグリ、赤貝も良質のタンパク源です。それに脂肪分は平均2～3％と少なく、脂肪を気にする人にはありがたい食品です。

ホッキ貝、バカ貝、カキ、赤貝は鉄分が多く、貧血気味の人たちにはもってこいの常備食品と言えましょう。

そしてもっと大事なことは、貝類に含まれているタウリンの働きです。タウリンはコレステロールを取り除き、性機能の昂進にも効果があります。貝類が精力剤と言われているのはこのためです。ちなみに、最近はコレステロールはさほど心配する必要はないとされています。

また、アワビやホタテ貝には、がんを抑える成分があることが知られています。

このように、いいことずくめの貝類ですが、一つだけ欠点があります。それはビタミンが不足していることです。赤貝、アサリ、カキ、サザエなどにはかなりのビタミンAが含まれていますが、一般的には少ないと言ってよいでしょう。

そこで、貝を食べるときはビタミンが豊富なレバーと食べ合わせると完全になります。

食べ合わせの知恵

〈ホタテ貝＋セリ〉

ビタミン以外の栄養素を豊富に含むホタテ貝に、β-カロテン・B_1・B_2・ナイアシン・C・Eと多量のビタミンを含むセリを組み合わせることにより、完全なものになります。

調理法は、ホタテ貝は生、セリは塩ゆで。

インスタント食品は食べ方を工夫する

最近、「脚がだるい」と訴える学生さんや若いビジネスマン諸氏によく出会います。診断してみると、完全な〝脚気〟です。

「どうしたの？　脚気なんて時代遅れの病気と思っていたのに……」

聞いてみると、彼らは一様に、朝、昼、晩とインスタント食品ばかり愛用していると言うのです。昔は、白米ばかり食べる人がよくかかったものでした。

Ｔ大法学部３年のＩ君（21歳）は、地方の名門の息子さんです。家からの仕送りも充分あり、六本木のマンションに一人住まい。学生としてはかなりぜいたくな生活が送れるはずなのですが、食事といえばほとんどインスタント・ラーメンかインスタント焼きそば、そのあとにやはりインスタント・コーヒーか缶入りの清涼飲料水を飲む程度だと言います。

この食べ合わせを聞いて、私はびっくりしました。

「ダメじゃないの。たまには自分で食事をつくったらどうなの？」

そう言うと、「だって面倒だもの」とケロリとしています。

「お金がないわけじゃないんだから、せめて外食で栄養のあるものを食べなさい」と言うと、
「それも面倒だなあ。家の外に出る時間がもったいないよ」

これでは救いようがありません。病気にならないのがおかしいくらい。せっかく最高学府の法学部を出ても、体を壊しては何にもなりません。

インスタント食品は、実にいろいろな種類が市場に出回っています。手軽で便利、24時間営業のコンビニエンスストアでいつでも買えます。万事スピーディな現代生活には、確かにマッチしているかもしれません。私もこういう便利な食品をまったく食べるなとは言いません。ただ、インスタント食品を食べるときは次のような点に留意しないと、とんでもないことになります。

インスタント・ラーメンを例にとってみましょう。

インスタント・ラーメンの主原料は精製小麦粉ですから、おもな成分はでんぷんです。でんぷんは糖質だから、体内で燃焼させるにはビタミンB_1の助けが必要です。そこでビタミンB_1を多く含む豚肉・レバー、野菜ではソラ豆や枝豆・アスパラガス、魚ならアジ・サバなどを食べ合わせればいいでしょう。

次はミネラルです。これはほうれん草や小松菜、ニンジン、ニラといった緑黄色野菜を

たっぷりと加えることで補えます。カイワレ大根をつければ、ビタミンCがとれます。海藻、キノコ類も抜群です。ヨウ素・カルシウム・銅・亜鉛・マンガンといった成分がとれ、新陳代謝が活発になります。

そしてタンパク質。インスタント・ラーメンにはわずかしか含まれていないので、これも加えなければなりません。卵や、さっと熱湯をくぐらせた鶏のささみなどを麺の上にのせましょう。

また、インスタント・ラーメンは、実は塩の多い食品なのです。

ラーメンそのものに一食分2・7gの塩分が入っています。WHO（世界保健機構）のガイドラインでは、人間の一日の食塩摂取量は成人男女とも5g未満とされていますが、インスタント・ラーメンはたった一食で約3gも。一杯のラーメンで半日分の食塩量をオーバーするので、食物繊維やカリウムの多い野菜をとりましょう。

また、インスタント・ラーメンに添加されているリン酸塩がカルシウムを体外に排出してしまうので、これもよくありません。脂肪分（油揚げカップ麺）は一食分で19・7g。これはすきやき並みの量で、量としてはまあよいのですが問題は質です。店頭に長くおかれていたものは、酸化して脂肪分が変質している恐れがあり、肝臓を悪くします。

食べ合わせの知恵
〈インスタント・ラーメン＋ゴマドレッシングサラダ〉
インスタント・ラーメンをゆでて水を切り、わかめ、ニンジン、シソの葉、ネギを刻み、カツオ節をたっぷりとふりかけて、ゴマドレッシングでサラダ風に食べる。これなら栄養のバランスがよくなります。

加工食品を食べたらとりたい栄養素

加工食品といえば、実はもっと深刻な問題が海の向こうのアメリカで発生しています。精子減少症という病気がそれです。

男性の方は、ご自分の射精についてどのくらい知っていらっしゃいますか？　一回に射精する精液の量は3～5㏄で、1㏄の精液の中には8000万～1億もの精子が含まれています。この精子の数が4000万以下になると、妊娠が難しくなります。1000万以下に減ると、卵子との合体は絶望的。これを精子減少症というのですが、原因は亜鉛の不足です。

これは、加工食品のとりすぎ、精製された食品だけのとりすぎなどによって起こります。あなたはこれまで、〝亜鉛〟の存在すら知らなかったのではないでしょうか。「亜鉛？トタン屋根の材料だろう？」くらいに思っていたら大間違い。

この亜鉛が、男性を〝男〟にするのです。人間の体には数多くの不可欠の元素がありますが、なかでも鉄・亜鉛・銅・マンガン・クロム・コバルト・バナジウム・ニッケル・フッ素・モリブデン・ヨウ素・ケイ素などは、ごく少量で不可欠の働きをするのでとくに「必須微量元素」と呼ばれています。ごく少量であるにもかかわらず、生きていくのに必要な物質の代謝をスムーズにする働きを持っているわけです。

体内で鉄に次いで2番目に量の多い亜鉛は、酵素の主成分となって生体反応をおこなったり、酵素の作用を高める働きをしており、そして〝男の象徴〟である精子の生成に関与しているのです。

日本では、亜鉛の存在はまださほど問題とされていませんが、アメリカでは意識して亜鉛をとるのが〝常識〟になっています。

このほか、亜鉛不足によるさまざまな症状を並べてみましょう。
①インスリンの原料なので、亜鉛が不足すると糖尿病になりやすい
②睾丸が萎縮《いしゅく》する
③味覚が鈍くなり、甘いものを食べても辛いものを食べても感じなくなる
④脱毛や皮膚炎が起きる
⑤傷の治りが遅くなる

——では、加工食品のとりすぎがなぜ亜鉛不足を招くのでしょうか?

ハム、みそ、しょうゆから清涼飲料水にいたるまで、あらゆる加工食品に含まれているマスキング剤が、体内での亜鉛の吸収を妨害してしまうからです。

大酒飲みの人も、アルコールが亜鉛を溶解してしまうので不足になりがちです。肝臓の薬や血圧降下剤を常用すると、亜鉛と結合して体外に排出してしまうという害も出ます。

大酒飲みの人は、カキを食べ合わせれば大丈夫。アルコールによって失われる亜鉛がカキで補えます。ウイスキー党ならナッツ類をおすすめしましょう。落花生、アーモンド、クルミ、ヘーゼルナッツ、大豆レシチン、干しえんどう、ブラジルナッツ、グリーンピースなどがそれです。日本酒党には牛レバー、ラム肉、卵黄、鶏肉、そば、ハマグリ、イワ

シなどが有効です。ビール党ならパセリ、アンチョビ、マグロ、タラ、芝エビ、ニンニク、ジャガイモのおつまみがいいでしょう。

食べ合わせの知恵

〈ハム＋海苔〉

加工食品のハムには、ビタミンB_2を多く含む海苔がよい。たっぷりとり、マスキング剤を解毒、排出します。同時に海苔に含まれる亜鉛によって、亜鉛不足も補えます。

外食の単品オーダーをおすすめしない理由

ビジネスマンのJさん（28歳）は男やもめ。結婚後たった1年で、奥さまと離婚してしまったのです。その後の一人暮らしの食生活は外食がほとんど。一度〝おいしい生活〟を味わってしまったあとだけにその落差は大きく、久しぶりに私の前にあらわれたときは血色の悪い、どす黒い顔さえしていました。明らかに〝栄養失調〟の症状を呈しています。

Jさんには、簡単なアドバイスをしました。

つまり、外食党はどうしてもビタミン・ミネラルが不足しがちですので、何を食べるときでも、必ず野菜を食べ合わせるということです。たとえばメインの料理がステーキでも、豆腐のみそ汁やサラダ、酢の物を食べ合わせることです。

外食の危険は、食べ合わせだけではありません。味が濃すぎることも、大きなマイナスです。誰の口にも合うよう、そしてパンチを利かせるために、どうしても味が濃くなるのです。

人間の味覚は、だんだんとこってり味の濃いものを好むようになってきました（本当の食通は薄味を好みます）。薄味しか知らなければそれですんでいたのに、一度濃い味付けを知ると習慣になってしまいます。これでは塩分糖分過剰。カリウムが多く、ナトリウムを排出し糖分の吸収を抑える働きのあるタケノコなど、食物繊維の多い食品を食べ合わせなくてはなりません。

「それなら大丈夫です。ボクは外食専門ですが、生野菜もたっぷり食べていますから……」

K君（26歳）は胸を張ります。

でも過信は禁物ですよ、というのは、生野菜の場合、よほど衛生管理の行き届いたお店を選ばないと不衛生ということです。私は仕事柄、多くの調理場に出入りしていますが、よく目にするのは、生野菜、とくにキャベツ等がよく洗わずに用いられていることです。また、レタスなど、サラダ用の野菜は、盛りつけた場合ピンとしていることが必要なので、そのために長時間水に漬けっぱなしにされています。これでは、水溶性のビタミンB_1・B_2・C・ナイアシンはあまり期待できません。

外食は家庭料理と違って、どうしても栄養的に粗末になりがちです。とくに、カルシウムやビタミンCなどの微量栄養素はほとんど含まれていないと言っていいでしょう。

盛りそばを１枚だけ食べた場合、栄養のバランスはもとより、量的にも貧弱です。せめて、天ざるにして食後に牛乳と果物を食べるくらいの工夫をしてください。

外食は全体的に野菜と乳製品が少ないようなので、バランスに気をつけ、１品だけ食べる食べ方はやめることです。

食べ合わせの知恵
〈ラーメン＋レバニラ炒め〉

ラーメンには各種の野菜を食べ合わせて、ビタミンやミネラルを充分にとります。

〈焼肉＋タマネギ＋ピーマン〉

焼肉のベンツピレンも、食べ合わせる野菜の繊維で除けます。ビタミンもとれます。

〈サバ＋ナス＋カボチャ〉

ビタミンAを補うカボチャは、油を使うと効果的。β‐カロテンとビタミンEの吸収がグンとよくなります。

コーヒーの害をなくす、ちょっとした方法

「コーヒーを飲まないと仕事にならない」という人はずいぶんといるものです。

私の知人にも、一日10杯以上飲むという人がいます。コーヒーが切れると、だんだんイライラして怒りっぽくなり、やがて指先がブルブル震えてくる……。

飲みすぎるとそうなるのは当然のこと。コーヒーの魔力はカフェインと300種にのぼる芳香成分ですが、あのカフェインはアルカロイドの一種で、本来は毒物とも言われてい

ます。少量とれば心の緊張がほぐれ、睡魔をはねのけてくれますが、たくさんとり続けると本当の中毒になってしまいます。そして胃壁を荒らし、胃炎や胃潰瘍の引き金になります。

でも、こういう人に「コーヒーをおやめなさい」と言っても無理な話。大丈夫です。コーヒーはどんどん飲んで結構。ちょっとした心掛けで、コーヒーが害にならない秘密の方法を教えましょう。

それは、コーヒーを飲むとき、必ずチーズを食べ合わせることです。

「なあんだ」とお思いでしょう。お酒を飲む前にチーズというのはよく聞く話ですが、コーヒーにチーズというのは意外かもしれません。

もちろん、事前に胃壁を保護するという役目もありますが、チーズに含まれているビタミンAが、ささくれだった胃壁をなめらかに補修してくれるのです。「チーズじゃ色気がないよ」という方は、必ずチーズケーキをつけ合わせてください。ケーキの甘さで太る心配より、胃の弱い人にはカフェインによる害のほうがずーっと怖いこともあるのです。

でも、問題はむしろ砂糖にあります。砂糖の構成成分であるショ糖に膵臓を疲労させる成分があるので、甘味をとるときは、ショ糖の一番少ない黒砂糖を使ってください。黒砂糖はアルカリ食品でもありますから、体にもいいですよ。砂糖はティースプーン2杯でほぼ8g、28kcalありますので、ダイエットなさっている方はカロリーオーバーに気をつけてください。

甘味を使わずブラックで飲むときは、ミルクか生クリームをたっぷりと入れること。脂肪分が、胃壁をカフェインの害から守ってくれます。「ミルクも砂糖も使わない」というあなた、その粋がりはあなたの胃袋の犠牲の上に成り立っているということを忘れずに。

コーヒーで荒れた胃壁を回復させるためには、ビタミンAが必要です。

ビタミンAは、粘膜や皮膚を保護し、健康に保つ働きをしてくれています。ビタミンA(β-カロテン)は、バター・チーズ・卵・ニンジン・緑黄色野菜などに含まれているのでコーヒー好きのあなたは、これらの食品を頭にしっかりと入れておくことです。また、ビタミンAは脂肪と一緒にとると吸収が高まります。

参考までに申し上げますが、タンポポの根を炒ってつくったタンポポコーヒーや胚芽米からつくられた、カフェインを含まないコーヒーもあります。

食べ合わせの知恵

〈コーヒー＋チーズ〉
チーズは30％もの脂肪が含まれているので、コーヒー前の一口で胃壁を守ります。

〈コーヒー＋ドーナツ〉
ドーナツはなるべく揚げたてを食べ、酸化した脂肪を避けること。

〈コーヒー＋トースト〉
トーストのバターが胃壁を守り、ビタミンAが粘膜を守ってくれます。

〈コーヒー＋クルミ〉
クルミは70％の脂肪のほかに、ビタミンB_1やナイアシン・カルシウムも豊富。

野菜嫌いの人におすすめの食べ方

「葉っぱものはどうも弱いんだ」という男性は結構いらっしゃいます。私が、小松菜なんかをバリバリ音を立てて食べてみせると、みなさん、うらやましそうな目で私を見つめ、「白鳥さんはそれだから健康そのものなんだね」と感嘆します。

この私も若い頃は生野菜、とくに葉ものに弱かったのです。独特のあの青臭さがたまらず食卓で目を光らせる母親の前で、ニンジンなどは鼻をつまんで丸呑みしたものです。

しかし、年齢を重ねるにつれて「これではビタミン不足で大病する！」と反省しました。そして生野菜と対決することにしました。「何とか生野菜をおいしく食べられる方法はないか？」と来る日も来る日も考えたものです。

生野菜をおいしく食べるコツはうま味をプラスすることです。その結果〝発明〟（？）したのが、次の食べ合わせ法です。

①**〈小松菜＋ちりめんじゃこ〉**――小松菜は、細かく刻みます。これにニンニク味を利かせたゴマ油としょうゆをかけて食べます。小松菜にはβ‐カロテン・ビタミンCが多く、

ちりめんじゃこからはカルシウム・亜鉛・マンガンなどのミネラルがとれます。何よりも、風味のよさと口当たりのよさで、軽く口に入ってしまいます。

②**〈セロリの葉＋落花生〉**――セロリの葉も落花生も細かく刻みます。これをオリーブオイルと食塩で食べます。セロリにはビタミンB_1・B_2、落花生にはビタミンEが含まれています。

③**〈ツナ（缶詰）＋グレープフルーツ〉**――「どうしても生野菜が喉を通らない」という方のために、すぐれたタンパク質の多いツナを使用します。グレープフルーツは皮をむき、ノンカロリーのドレッシングを少々かけます。ドレッシングのお酢がビタミンCの損失を防いでくれます。ノンカロリーのドレッシングは、肥満を防いでくれます。グレープフルーツを多目に食べるためにふりかけるわけです。

野菜の代わりに果物からビタミンCをとる場合、こういった工夫が必要になります。

④**〈シイタケ＋ネギ〉**――ゴマ油で炒めて香りをつけます。シイタケの代わりにおからでもいいですね。

以上の4点は、私が八百屋さんを一軒つぶすくらいの野菜を使って実験した結果到達した、最高の食べ合わせです。自信をもっておすすめできます。外食のサラダでは、栄養はあまり期待できません。自分で工夫をしてつくり、早く野菜嫌いを直してください。

野菜が嫌いで食べられないということは、必要なビタミンや食物繊維をとることができない、ということです。

野菜嫌いを直すのが先決ですが、食べ合わせ方によって、野菜以外のもので代用することだってできます。

ビタミンB_1・B_2・D・ナイアシン・食物繊維はキノコ類から――。カルシウム・ナトリウム・リン・鉄のミネラルは海藻から――。海苔にはβ-カロテン・B_2・カリウムが多いし、貝類にもビタミン類・ミネラルが含まれています。

食べ合わせの知恵

〈三葉＋カツオ節〉

うま味成分のない野菜にカツオ節をかけることで、イノシン酸がうま味を添えます。

〈キャベツ＋桜エビ〉

キャベツの甘味を桜エビのうま味成分が引き立て、味に深みが出てくる食べ合わせです。

〈レタス＋卵黄〉
レタスと卵黄はスープの具として使い、さらには干しシイタケを入れると味がよくなります。

〈海藻＋タラ〉
野菜の代わりに海藻を食べるのも一つの方法。ビタミンやミネラルを豊富に含んでいます。

パン食のための最高の食べ合わせ

「ライスにしますか？　パンになさいますか？」

レストランのウェイターさんに聞かれて、若い方はたいてい「パン」と答えます。

パンにミルク――。〝あったかな銀シャリにみそ汁〟……という世代に育った人たちにとってはいかにも力のつかない食事のように思われて敬遠されますが、子どもたちはいっこうに平気です。

ところが、この〈パン＋牛乳〉食は意外に高カロリー、高コレステロールなのです。

パン食にこそ、その欠点を補う食べ合わせが必要です。

パン食の本家アメリカでは、１９７７年、政府が中心になってマクガバン委員会というのをつくりました。その目的は、食生活の改善によって、高カロリー、高コレステロールによる生活習慣病多発に悩むアメリカ人を救おう――というもので、〝理想的な食事の方法〟を勧告しています。その内容は――

①心臓・血管を丈夫にし、ストレスをやわらげるために良質のタンパク質をとる
②動脈硬化を予防するため、植物油をとる
③体に必要な栄養素を優先的にとる
④太りすぎに注意する

この方法は、長年、私が研究してきた、〝食べ合わせの秘密〟とまったく同じ趣旨だったのです。私の自信は大きくふくらみました。

そこで自信ついでに、パン党向きに最高の食べ合わせを考えてみました。それは〈**胚芽パン＋ゴマペースト（またはヨーグルト）＋卵の蒸し物＋シイタケ（または海苔）**〉、これにほうれん草が加われば言うことなし。そして、デザートには、〈**ヨーグルト＋紅茶**〉。

その効果のほどをご説明いたしましょう。

パンは、焼き上げる過程でビタミンB_1などが20％程度も失われてしまいます。

そこで胚芽米やシイタケのB_1、ほうれん草や海苔のB_2でカバーしてやります。シイタケにはまたコレステロールを下げる働きがあることは、以前にもご説明しましたね。

卵は良質のタンパク源。ほうれん草は食物繊維が腸の働きを活発にし大腸がんを予防します。

お米と反対にパンの人気は高まる一方。でも、食べ方を知らないとせっかくの栄養もムダになってしまいます。

パンは焼くと20％もビタミンB_1が失われますし、重曹を使った蒸しパンなどは加熱すると78％も損失してしまいます。また、スライスしてあるパンは放置しておくだけでビタミンB_2が分解され、ビタミンB_1を強化したパンも空気酵素や光によって分解がはじまるのです。パン党の人は、失ったビタミンを別の食品で補うようにしてください。

食べ合わせの知恵

〈ライ麦パン＋卵白＋ほうれん草〉

パンはご飯に比べて、アミノ酸・スコア（タンパク価）が低いので、卵白など高いものと食べ合わせます。

〈ドッグパン＋マグロフレーク＋豆乳〉

パンに不足する必須アミノ酸のリジンをマグロや豆乳で補い、バランスをよくします。

〈パンケーキ＋鶏肉＋ニンジン＋セロリ〉

パンケーキは砂糖を使うので、鶏肉は油を使わず蒸し、カロリーオーバーを避ける。

〈そば粉パン＋みそ汁〉

そばにはリジンが多い。ほかに、ニンジンパンやほうれん草パンなどのパンもある。みそ汁の具を工夫するのもいいでしょう。

米食に不足している栄養を補う献立

お米はすぐれた健康食品です。タンパク質の〝質〟をあらわすアミノ酸・スコアを見ると、食パンの44に対して65。最も良質のタンパク源である鶏卵が100、牛乳で100ですから、お米の65はかなり質がいいと言えます。必須アミノ酸のバランスもほぼよく、カルシウムやナイアシンもあります。

ただ、唯一の例外はビタミンB_1。玄米や胚芽にはビタミンB_1は豊富ですが、精製する過程でほとんど脱落し、白米にはほんの少ししか残っていません。かつて日本人の食生活が銀シャリ一本やりの時代に、ビタミンB_1不足による脚気が大流行したのはこのためです。

そこでビタミンB_1だけは副食品から補わなくてはなりません。最近はB_1を添加した強化米も出回っていますから便利です。欧米では米食のこうした利点が見直され、健康食、美容食として、一種の野菜扱いされています。

ところで、典型的な日本食のメニューというと**〈ご飯＋焼き魚＋野菜の煮物＋おひたし＋お新香＋豆腐のみそ汁〉**といったところですね。さっぱりしているようですが、栄養構成の点から見ると大変すぐれています。

炭水化物53％、脂肪23％、タンパク質13％――と、ほぼ理想値に近くなっています。塩分過剰も野菜でカバーしています。ただ、一日3食この調子なら最高なのですが、ビジネスマンの場合は朝食は抜き、昼食に盛りそばかカレーライスというのではちょっと無理のようですね。ちょっと栄養不足です。

これは**〈サケ茶漬け＋ぬか漬け〉**の組み合わせで簡単に防げます。ビタミンと酵素が加わって、質のよい食事になります。でも、もうちょっと張り込んで卵・ゴマ・がんもどき（必須アミノ酸）、海藻（カルシウム）、オクラ（ビタミンC）を加えると文句なしの食べ合わせになります。

白いご飯が好きで、おかずをあまり食べないでいると活動力・抵抗力が低下して栄養失調にもなりかねません。

そこで、米に不足している必須アミノ酸のトリプトファン・リジン・メチオニンを補います。トリプトファンは大豆から、リジンは卵から、メチオニンはゴマからとりましょう。

また、ご飯を分解するにはビタミンB群も必要ですし、白米が主食だとどうしてもリンの比率が高くなるのでカルシウムも充分にとらなければなりません。

食べ合わせの知恵

〈麦ご飯＋みそ汁＋白菜〉

麦ご飯には、糖質の代謝に必要なビタミンB_1が含まれているのでおすすめです。

〈そばご飯＋具だくさんみそ汁＋サバ＋おひたし〉

そばで、ご飯に不足するリジンを補い、アミノ酸・スコアをよくします。

〈あわご飯＋けんちん汁＋イワシ＋ナス〉

あわご飯にもビタミンB_1が多い。イワシやけんちん汁でビタミン・ミネラルを補います。

〈七分づきご飯＋湯葉＋ワカサギ＋キュウリのぬか漬け〉

必須アミノ酸を多く含む湯葉・ワカサギを食べ合わせます。キュウリで食物繊維を。

第5章

くらべてわかる「食べ合わせ」体にいいのはどっち?

〈パン＋ステーキ〉vs〈ご飯＋納豆〉……栄養バランスがいいのは？

和食が２０１３年の世界無形文化遺産に登録されたのは、日本人として何よりうれしいことです。しかしこれまでを振り返ってみますと、以下のようになります。

西洋食の導入以来、〝和食より洋食のほうが高級〟といったイメージが何となく定着しています。値段も、洋食のほうが高いようです。フランス料理などは、高級レストランへ行くと目の玉がとび出るほどの値がついていることがあります。

オフィス街の昼休み、公園でこんな会話が交わされます。

「お昼、何を食べたの？」と聞くＯＬ。

「オレ、ステーキ」と答えると、「素敵！」とばかりにＯＬの目が輝き、「僕、納豆にご飯」と言おうものなら、ＯＬは「なあんだ」という表情で無言。

どうやら、彼女たちには〝昼食にステーキを食べる人はお金待ちのエリート、納豆にご飯の人はケチで野暮な人〟といった偏見があるようです。私に言わせれば、何という短絡思考！　栄養の知識は何もないんだなあ、と少しさびしい気持ちになってしまいます。

確かに、「ステーキ」とか「ブイヤベース」などと聞くといかにも高級そうに聞こえます。逆に「今日のおかずは納豆におひたし……」なんて言うと、ちょっとわびしげな感じになるのは確かですね。いったい、いつからこんなことになってしまったのでしょう。

それでなくても、美食、過食から肥満傾向の人が、続々とつくられている現代、栄養学的に見ると高級フランス料理より、純和風お惣菜の家庭料理のほうが実はずっと高級なのです。

もちろん、和食にも懐石料理のような高級料理もありますが、和食は低級で洋食は高級——という常識のウソを私が今から証明して差し上げましょう。

〈パン＋ステーキ〉と〈ご飯＋納豆〉で比べてみます。

まず〝主食〟であるご飯とパンの比較です。

塩分（ナトリウム）はご飯1mg、食パン500mg。カロリーはご飯168kcalに対し、食パン264kcal。脂肪が0・3g対4・4gでいずれも食パンのほうが上。

コレステロールは、ご飯、食パン、どちらもほぼゼロでした。ここまでは、断然ご飯の勝ち。食物繊維は0・3対2・3g。ビタミンB_1・B_2の含有量でやっと食パンがご飯を上回っています。

次に、〝副食〟の納豆とステーキ（サーロイン）の比較。

ナトリウムが納豆2・0mgに対して牛肉は53mgと圧倒的に多く、カロリーは納豆200kcalに対してステーキ456kcal。脂肪が10g対42・5g。コレステロールもほぼゼロに対して66mg。タンパク質は納豆16・5g対牛肉12・9g。食物繊維は納豆6・7gに対して牛肉0。ビタミンB_2含有量でさえも納豆が上回り、0・56mgに対して牛肉0・13mg――という、惨憺《さんたん》たるありさまです。

数値上、納豆が牛肉より下回っているのはビタミンC（納豆は微量、牛肉1・0g）くらいのもの。栄養学上では〈ご飯＋納豆〉のほうがすぐれているのです。

生活習慣病予防、やせる美容といった面から見るとどうでしょう。これもまた、カロリーが低くコレステロールが少ない分だけ〈ご飯＋納豆〉のほうが安心して食べられますね。

一歩下がって、この2つの組み合わせにさらに別のおかずをつけることにしてみましょう。〈ご飯＋納豆〉には、イワシの塩焼きと小松菜のおひたし、わかめと豆腐のみそ汁をつけます。これまで私がご説明してきた食べ合わせの実例を思い出してください。この組み合わせがいかにすぐれたものであるか、あなたにはもうおわかりですね。

では、〈パン＋ステーキ〉には何をつけましょう？　さしずめコンソメ・スープと生野菜サラダ、そして舌ビラメのムニエル……といったところでしょうか。

　またまた比較検討を試みます。

　みそ汁のみそにはビタミンB_2・カルシウム・鉄・亜鉛が。その上みそ汁の具のわかめの食物繊維と、豆腐のサポニンがコレステロールを取り除き、血圧を下げます。わかめに多く含まれるカリウムは、みそ汁の塩分を排出してくれます。

　一方、コンソメ・スープは肉がベースになっていますが、わずかなカルシウムと、脂肪と塩分を含むのみなのです。生野菜サラダも、ドレッシングをたっぷりかけてしまえばカロリーはグンとアップ。

　ビタミンについても、ごく一般的なレタス、キュウリ、サラダ菜ではさほど高いものではありません。むしろおひたしの小松菜のほうにβ‐カロテン・Cが多量に含まれています。食べる量もせいぜい30～40ｇですから、食物繊維の効用はあまり期待できませんね。

　さあ、もう結論が出ました。

　本当のグルメなら、〈パン＋ステーキ〉よりも〈ご飯＋納豆〉を選びます。それでも夢を買う――とおっしゃるのなら、それはそれでいっこうに構わないのですが、毎日毎日ステーキやバターをたっぷり使った洋食では、体がもちません。ふだんは和食を中心とした食生活を送り、ときに洋食・中華でバラエティを持たせる――こういう心がけが、あなたの体を守る一つのカギとなるのです。

↓〈ご飯＋納豆〉ならいろいろな栄養素がとれる

〈日本そば〉vs〈ラーメン〉……スタミナがつくのは？

日本そばは、奈良・平安時代には干ばつの年の予備食として扱われました。現在のように常時そばがつくられるようになったのは、江戸時代のはじめ頃からです。朝鮮半島の僧・元珍《げんちん》が東大寺の僧に教えたのがはじまりと言われます。

江戸では、夜中にそばを売り歩くところから〝夜鷹そば〟または〝夜泣きそば〟と言われました。最も江戸時代は手打ちそば専門で、機械打ちが登場したのは明治になってから。これは通人には嫌われものでした。

そば本来の味は盛りそばにあります。盛りそばをおいしく食べるには、つけ汁がおいしくなくてはいけません。みりんにしょうゆと砂糖を加えて煮立たせたものを〝本返し〟と呼び、カツオ節の煮出し汁と混ぜたものが最高です。東京ではこれに大根おろしと刻みネギ、七味唐辛子を添えるのが定石。〈日本そば＋ネギ〉の食べ合わせが誕生したのです。
そばには、炭水化物・粗タンパク質が多く、この中には必須アミノ酸のリジンも多く含まれているので、成長期のお子さんの発育にはとくに効果があります。ビタミンB_1・ニコチン酸・カルシウムもたくさんです。

そばにつけ合わせるネギは、昔は大きな器に盛られていて、各自が好きなだけふんだんに加えられるようになっていました。今日では小さな皿にほんの少し、申し訳程度にしかついていないのは残念です。できることなら、出前をとって我が家でネギをたっぷりと添えて食べましょう。ネギには、β-カロテン・ビタミンC・カルシウムが含まれています。このほかに、特殊成分としてニンニクと同じアリシンを含んでいます。これがネギの持つ最大の武器で、ニンニクほどではありませんが大きな力を発揮します。日本そばと食べ合わせた場合、そばに含まれているビタミンB_1の効力を10倍高めてくれるのです。

このままでも疲労回復に効果のあるスタミナ食ですが、欲を言えば、生卵を１個落とすと最高です。

中華そばも、ビジネスマンや若い男性の人気者です。コシのある歯ざわりと、食欲をそそる黄色い色彩は何とも言えないもの。でも、中華そば特有のあの色彩は麺に使われているかん水がつけているもので、長期間、ひんぱんに食べていると肝臓をやられてしまいます。

どうしてもラーメンが好きで好きで、という方には、鶏肉、牛乳、カブの葉といったビタミンB_2を含む食品との食べ合わせをおすすめしなければなりません。

また、中華そばは炭水化物の量が日本そばより多く、ビタミン・ミネラルはさして多くありません。薄い焼豚（チャーシュー）や一片のゆで卵、シナチク（メンマ）がつくとしても、さしてスタミナアップにはなりません。ザーサイは、食欲増進の効きめしかないと考えてよいでしょう。

日本そばのほうが栄養があることがおわかりいただけたでしょうか。

↓

〈日本そば〉に卵、ネギまで加えれば最強

〈豚レバー＋ほうれん草〉vs〈アナゴ＋ひじき〉……鉄分がとれるのは？

〝アナゴ〟という呼び名には、江戸の庶民の息吹きが感じられます。落語にも登場するこの愛嬌ある魚は、ウナギとともに精力増強剤として江戸庶民の貴重なタンパク源だったのです。

ウナギの薬効は、『万葉集』にも歌われていますが、料理として取り入れられたのは江戸中後期、第十一代将軍徳川家斉《いえなり》の天明7（1787）年以後です。

〈アナゴ＋ひじき〉——アナゴは栄養の面では、100g当たり161kcalと低く、タンパク質も魚の仲間としては低いほうです。鉄分は0・8mgですが、ほぼノンカロリーで鉄分を55mgも含んでいるひじきを食べ合わせると効果があります。煮物にするとき油を使いますが、これは味をよくすると同時に、β‐カロテンの吸収率をグンとアップさせます。

〈豚レバー＋ほうれん草〉のほうはどうでしょう。レバーには、残念ながら期待するほどの鉄分は含まれていません。100g当たり128kcalで、鉄分は13mgほどです。

ほうれん草は20kcalでβ‐カロテンが4200μg、鉄分は2・0mg。ビタミンCは35mgありますが、こと鉄分に関する限り、ひじきには到底かないません。

鉄分の合計で「55・8対15・0」。圧倒的大差で〈アナゴ＋ひじき〉に軍配が上がりました。

もう一つ、〈生揚げ＋コンニャク〉と〈卵＋プロセスチーズ〉についても比較してみましょうか。

生揚げは100g中鉄分が2・6mg、コンニャクは2・1mgで計4・7mg。卵は100g中1・8mg、チーズは同0・3mgで計2・1mg。微差ながら生揚げ組の勝ち。一見、〈卵＋チーズ〉の食べ合わせのほうがはるかに栄養面ですぐれているように思えますが、ここでも純和風の食べ合わせがまさっているのです。

↓鉄分をとるなら断然〈アナゴ＋ひじき〉

〈ご飯＋みそ汁〉vs〈サツマイモ＋牛乳〉……ダイエットにいいのは？

〝おさつ〟というと、どうしても〝太る〟というイメージがつきまとうようです。胴のずんぐりふくれたあの姿形から連想してしまうのかもしれません。

「ダイエット効果」のところでくわしくご説明したように、サツマイモは太る食品ではないのです。むしろ、サツマイモを主食にすれば、必ず〝やせる〟と言ってもいいでしょう。

サツマイモのカロリーは100g当たり123、精白米は同356kcal。サツマイモは精白米の約3分の1のカロリーしかないのですから。それなのに〝太る〟と誤解されるのは、現代の食生活ではサツマイモが〝主食〟ではなく、〝おやつ〟として扱われているからです。ご飯を食べた上にサツマイモを食べれば、これはいやでも太ります。

まあ、一歩譲って〝おやつ〟だとしても、食後にアイスクリームを食べるのとサツマイモを食べるのとでは、後者のほうがずっと低カロリー（アイスクリームは１００g当たり２１２kcal）なのです。

チョコレートなら、50g食べたとして２７９kcal、ショートケーキだと１個で３４４kcal。塩せんべい１００gで３７３kcal……。いずれにしてもサツマイモを上回ります。

〈ご飯＋みそ汁〉の食べ合わせの場合、みそ汁（具は豆腐となめこ）のカロリーは１人分44kcalと低いのですが、ご飯１人分の米の使用量を２１０gとして、米のカロリーが４２７kcal。これにみそ汁の44kcalを加えて合計４７１kcalに対し、〈サツマイモ＋牛乳〉の食べ合わせでは、１３２kcalに牛乳２００ccの１３４kcalを加えても合計２６６kcalで、〝おさつ〟組のほうが下なのです。

これ以上太りたくないという人は、この際お米を捨てていも類を主食にしてください。サツマイモはお米の3分の1、ジャガイモは4分の1、里芋は6分の1のカロリーです。

ホカッとふかし、チーズやバターをつけて食べると結構風情のあるものです。

どうしてもお米のご飯でなくては……という方には、おかゆにすることをおすすめしましょう。病人でなければおかゆを食べてはいけない――なんて規則はないのです。おかゆにすれば、お米の量が相対的に少なくてすみます。各種のお漬け物をとり揃えておいて、中国式にみんなで好きなだけ小椀に取って食べる……というのも楽しいものです。

また、菜っ葉や海藻、白身のお魚、貝など具をたっぷりと入れた雑炊も栄養が豊富な上、味もずっとよくなります。

↓意外とカロリーが低い〈サツマイモ＋牛乳〉

〈マグロの刺身＋わかめ〉vs〈すきやき＋卵〉……脳の働きをよくするのは？

人間、頭が悪いよりいいに越したことはありません。「どうせ生まれつきさ。これ以上よくなるなんてことないよ」などといった声が聞こえてきそうですが、あきらめるのはまだ早い！

あるんですよ、どんどん頭がよくなる食べ合わせが。あなたの仕事や勉強がはかどるかどうかは、日頃の食事内容次第なのです。

では、とくに脳の働きにとってためになる食品をリストアップしてみましょう。

●タンパク質群

①グルタミン酸＝脳に最も多いアミノ酸で、神経を興奮させ、快活な活動性を与えます。

【麩、湯葉、凍り豆腐、カツオ節、脱脂粉乳、大豆、落花生、クルミ、ゴマ、ソラ豆】

②チロシン＝頭の回転をよくします。

【カツオ節、湯葉、凍り豆腐、大豆、キハダマグロ、タラコ、落花生、スジコ、マグロ赤身、カツオ】

③メチオニン＝タウリン・シスタチオンといった脳に高濃度に存在する神経伝達物質の原料となります。

【カツオ節、アナゴ、脱脂粉乳、湯葉、チーズ、コイ、鶏レバー、ボラ、凍り豆腐、牛肉・豚肉・鶏肉、クロレラ・スピルリナなどの藻類】

④フェニールアラニン＝頭の回転をよくする神経伝達物質ドーパミンの前駆物質です。

【湯葉、凍り豆腐、カツオ節、大豆、脱脂粉乳、スジコ、麩、さらしあん、ささげ、落花生】

●ビタミン群

①ビタミンB_1・B_2＝脳の発育と回転に欠かせません。

②ビタミンC・E＝脳の老化を防ぎ、ストレスを和らげます。

【クロレラ、スピルリナ、牛レバー、ほうれん草、卵、牛乳、ピーナッツ、イワシ、ウナギ、酵母】

③ビタミンB_6・B_{12}など＝とくに脳のエネルギー燃焼に必要です。

【スピルリナ、クロレラ、イワシ、酵母、落花生、サバ、大豆、脱脂粉乳、オートミール】

●ミネラル群

①鉄分＝赤血球の色素となり、体内の酵素の運搬をします。

②カルシウム＝神経系の鎮静効果があります。

【黒ゴマ、煮干し、クロレラ、スピルリナ、湯葉、凍り豆腐、海藻類、豚肉、田作り、ハゼの甘露煮、キクラゲ】

●脂肪群

①リノール酵＝リン脂質、糖脂質をつくり、脳の情報伝達の主役です。

【黒ゴマ、大豆、小麦胚芽、サフラワー、ブドウ、まくわうり、カボチャの種子、トウモロコシ、アンズ】

――どうでしょう。ざっと見たところ、肉と魚では、魚系の食品のほうが多いことにお気づきになりましたね。脳の発達、活性化、そして老化防止……。すべての面で魚系の食品のほうがずっと効果があるのがわかります。

となれば、〈マグロの刺身＋わかめ〉と〈すきやき＋卵〉では、どちらが頭がよくなるか結論は明らかです。

↓〈マグロの刺身＋わかめ〉の魚系メニューで頭がよくなる

〈コーヒー〉vs〈紅茶〉……眠気覚ましに効くのは？

眠気覚ましには紅茶とコーヒーとどっちが効くか？　紅茶党、コーヒー党のご自分の体験をもとにした論戦が続きます。あなたは〝どちら派〟ですか？

数値上の比較をしてみましょう。

覚醒作用を持つカフェイン含有量は、紅茶０・03g、コーヒー０・06g。渋味・苦味を出すタンニンは紅茶０・１％、コーヒー０・25gと、微差ながらコーヒーに軍配が上がります。

カフェインはアルカロイドの一種で、少量用いただけで大脳や中枢神経を興奮させて理解力を活発にさせ、疲労を減らし、眠気をなくします。とりすぎると麻痺のため思考力が減少し、耳鳴り、呼吸困難、手のふるえなどを起こします。とくに動物に対しては毒性が強く、死亡することもあります。精製されたものは薬品として神経痛、頭痛の鎮静、強心剤、利尿剤として用いられます。紅茶やコーヒーを飲むと眠気が覚めるのは、このカフェインよるものです。

同じくコーヒーより紅茶のほうに多く含まれるタンニンは、収斂《しゅうれん》作用があり、これを製剤したものは、食欲を増進し、消化不良に効きめがあると言われます。

ただ、やっかいなのは個人的な〝感度〟の違い。数値だけでは判定できない、微妙な要素があるからです。ある人は「私はコーヒーのほうが効果がある」と言いますし、ある人は「やっぱり紅茶に限る」と言います。これは多分、芳香成分がその人の体質に合うか合わないかによるものでしょう。

コーヒーの芳香は、焙煎によってはじめて発生します。300種近い芳香成分が検出されていますが、おもなものはフラン化合物、チオフェン、ピラチン誘導体などです。

紅茶は発酵茶で、生の葉を自然に乾燥させてポリフェノールなどで酸化し、紅褐変させてから乾かしたもので、マツタケに含まれる香気成分1‐オクテン‐3‐オールなどが含まれています。

胃の負担などを考えてみますと、眠気覚ましに薄いコーヒーを西部劇の男よろしくがぶ飲みするか、少々濃いめにいれた紅茶を優雅に飲む。コーヒーは覚醒作用が、紅茶には鎮静作用があります。

↓飲むなら薄めの〈コーヒー〉を

〈白米＋みそ汁〉vs〈麦めし＋みそ汁〉……血圧を下げるのは？

面白いデータがあります。東北大学名誉教授の小柳達男先生が発表した実験データです。

岩手県内でも米どころの水耕地帯に住み、〈白米＋みそ汁〉を常食しているグループと、内陸の畑作地帯に住み、〈麦ご飯＋みそ汁〉を常食とするグループとの比較調査です。

まず血圧が正常な人の血液中のパントテン酸含有量を調べています。それによると、白米食グループは平均10・5mg、麦ご飯グループは平均16mg。

次に、白米食グループの中で血圧正常者のパントテン酸含有量をはかると平均13㎎、高血圧者は平均8・7㎎。

この結果、白米食グループは麦ご飯グループよりパントテン酸が少なく、その白米食グループの中でも、正常者より高血圧者のほうが少ないということがわかりました。各被験者とも、食べた食品のパントテン酸含有量はみな一律に調合してありますので、高血圧者の場合、パントテン酸は彼らの体内で何らかの理由で消滅したか、あるいは正常者の体内であらたに合成されたかのどちらかということになります。

答えから先に言うと、パントテン酸は体内で合成されたのです。

麦には、腸内細菌の栄養となる食物繊維が多く、このため、体にいい働きをする細菌が増殖して、パントテン酸を合成します。このパントテン酸に高血圧を防ぐ働きがあったのです。また、麦の繊維自身にも血液中のコレステロール値を下げる作用があることもわかりました。

全部麦めしというのはちょっと食べにくいにしても、できるだけ麦をまぜるのは賢明です。

↓〈麦めし＋みそ汁〉が血圧、コレステロール値を下げる

〈サラダ＋パン〉vs〈おひたし＋ご飯〉……ビタミンがとれるのは？

一時期、食品はすべて「火を通すとビタミンが失われる」という説が台所を駆けめぐりました。そのせいか、おひたし類があまり食卓にのぼらなくなりました。「おひたしは栄養価なし。野菜は生に限る」という〝生野菜信仰〟がその原因のようです。これは、生野菜の〝よさ〟を強調するあまりの言葉のあやというもので、俗説に振り回されてはいけません。熱を通した野菜でも、生のままよりもっと栄養価の高い野菜もあるのです。

おひたしの材料に選ばれる野菜は、もともと緑黄色野菜が多く、β‐カロテン、Cとも充分に含まれています。野菜は、火を通すとβ‐カロテンが30％、B_1が50％、B_2は30％、Cが60％の割で失われると言われます。重曹が添加されると、率はもっと悪くなります。その代わり、火を通すことで生野菜4～5人分の分量を一食で食べることができますから、全体量ではなおお釣りがくるというわけですね。

一方、グリーン・サラダに用いられる野菜は一般的に言ってレタス、キュウリ、トマト、セロリ、サラダ菜などが多く、これらはみな淡色野菜で、思ったほどビタミンは含まれていません。それに葉物はカサが張るのでたくさん食べられません。

組み合わせて食べるご飯とパンは、ともにほとんどが糖質でビタミンの比較には関係ありませんから、ビタミンに関しては〈おひたし＋ご飯〉のほうが〈サラダ＋パン〉よりもすぐれているということになります。

おひたしを例にしてきましたが、これはスープでも蒸し物でも同じこと。煮びたしなら、スープ同様汁も飲めます。汁に溶け出した水溶性のビタミンB群・Cをかなり取り戻すことができるでしょう。ゆでたり蒸したりするときは、少量の食塩をパッと振るのがおいしく食べるコツ。野菜の青臭味がとれ、野菜の色も青々とおいしそうに仕上がります。

中華風に炒めるのも結構。これは緑黄色野菜の最高の調理法です。脂溶性のβ-カロテン・D・Eは、油を使うことでグンと吸収率がよくなるからです。

このように、食品というものはすべて食べ合わせの比較によって相対的なよしあしが決まるものなのです。「AがよければBが悪い」といった単純な図式で食べ物の価値判断をしないことです。

↓
〈おひたし＋ご飯〉のほうが野菜がたくさんとれる

〈豆乳＋パン〉vs〈牛乳＋パン〉……健康にいいのは？

アメリカをはじめ日本でも最近は豆乳が見直されています。健康第一と、牛乳を豆乳に切り替える人もいます。以前は豆臭くて飲みにくかった豆乳も、今はずいぶんおいしく味に工夫がされています。

豆乳も牛乳もどちらもアルカリ性食品で、カロリーは豆乳が46、牛乳が67と少し牛乳のほうが高い程度。タンパク質は豆乳3・6ｇに対し、牛乳3・3ｇ。

しかし、アミノ酸の組成は、豆乳はメチオニンが不足していますので、牛乳のほうがすぐれていると言えましょう。

メチオニンは、脂肪肝や動脈硬化を予防しますし、また体内でコリンというビタミンを合成するという働きがあり、大切な成分です。大豆のタンパク質は、血管をしなやかにするというわけですね。

脂肪は豆乳2・0ｇに対し、牛乳3・8ｇ。豆乳の脂肪の89％までがリノール酸、レシチンといった必須脂肪酸で、動脈硬化を予防し、脳の老化を食い止める効果があり、大変価値ある脂肪なのです。

レシチンはリン脂質の一つで、リン・コリン・不飽和脂肪酸から成っています。リン脂質にはレシチンのほかにケファリンやスフィンゴミエリンなどがあり、いずれも細胞膜の構成成分です。

レシチンは神経伝達に関係した働きをするので、これが不足すると、伝達がうまくいきません。大豆製品のほかには、卵に多く含まれています。

ビタミンは牛乳にAとB_2、豆乳に葉酸とEでいい勝負。しかし、勝負はここまでです。

コレステロールが、牛乳に100g中12mg、豆乳はゼロ。そして豆乳にはダイゼインという成分が含まれており、これは漢方薬の葛根湯《かっこんとう》にも含まれている成分で肩こり解消に効果があります。

〈豆乳〉と〈牛乳〉とでは、豆乳のほうが生活習慣病予防にも大変すぐれた効果を発揮することが、おわかりいただけたでしょうか。

↓〈豆乳＋パン〉のほうが脳にも体にもいい

〈がんもどき＋たくあん〉vs〈メザシ＋梅干し〉……カルシウムが多いのは？

がんもどきはご存じのように豆腐の再製品。豆腐をくずしたあと、水気を取り去り、ささがきゴボウ、せん切りニンジン、キクラゲ、麻の実などを加え、丸めて油で揚げたもので、京都大阪方面では飛龍子《ひりゅうず》と言います。厚揚げにゴボウ、ニンジン、キクラゲ、麻の実がプラスされたものと考えればいいでしょう。ニンジン、キクラゲ、麻の実がミネラル、ビタミンの含有量を増す働きをしています。

がんもどきは100gで228kcalあり、カルシウムは270mg含まれ、タンパク質・脂質とも多く含むすぐれた食品です。

禅宗のお坊さんがよく食べる食品の一つです。すらりとしていて、きびきびとした動作で、バツグンの忍耐力、持久力があるのは、がんもどきのおかげなのかもしれません。

たくあんは、江戸時代品川の東海寺の開山沢庵《たくあん》によってはじめられたとも、また、沢庵和尚の墓石がこの漬物の石に似ているからとも言われますが、確たる証拠はありません。

100g27kcal、ビタミンCとカルシウムとナトリウムを多く含みます。カルシウムは

76mg含まれています。塩分は5・5%です。

〈がんもどき＋たくあん＋おかゆ〉の食べ合せでは、がんもどきは1枚120gなので、1枚食べたとしますとカルシウムは324mgとなります。たくあんは30g食べたこととして計算しますと23mgとなりますので、合計すると347mgのカルシウムがとれることになります。カルシウムの一日の所要量は600mgです。

〈メザシ＋梅干し＋おかゆ〉の食べ合わせでは、メザシは、タンパク質・脂肪に富み、カルシウム・リン・ナトリウム・ビタミンAを含みます。カルシウムは100g中180mg含まれています。塩分は11%です。

梅干しは100g中40gは種として捨てられてしまいます。残りの部分はナイアシン・カルシウム・鉄分も多く含まれています。カルシウムは100g中65mg含まれています。

〈メザシ＋梅干し＋おかゆ〉の食べ合わせの場合、イワシは80g食べるとして、カルシウムは144mgとれます。梅干しは20gのものを1個食べるとすると、カルシウム13mgです。合計するとこの食べ合わせのカルシウムの量は157mgとなります。

〈がんもどき＋たくあん＋おかゆ〉の食べ合わせのほうが、〈メザシ＋梅干し＋おかゆ〉の食べ合わせよりずっと多いことになります。

どちらも塩分の多い食べ合わせとなっていますが、がんもどきには多量のカリウムが含まれていますので、ナトリウムの排出をうながしてくれます。メザシの食べ合わせでは、おかゆにたっぷりと野菜や海藻、キノコを入れることで、ナトリウムが排出されます。

↓植物性でも〈がんもどき＋たくあん〉のほうが栄養豊富

本書は『重大事項版　体を悪くするメニュー　よくするメニュー』（１９９８年・小社刊）に最新の情報を加えて、再編集したものです。

青春新書
PLAYBOOKS

人生を自由自在に活動《プレイ》する

人生の活動源として

いま要求される新しい気運は、最も現実的な生々しい時代に吐息する大衆の活力と活動源である。

文明はすべてを合理化し、自主的精神はますます衰退に瀕し、自由は奪われようとしている今日、プレイブックスに課せられた役割と必要は広く新鮮な願いとなろう。

いわゆる知識人にもとめる書物は数多く窺うまでもない。

本刊行は、在来の観念類型を打破し、謂わば現代生活の機能に即する潤滑油として、逞しい生命を吹込もうとするものである。

われわれの現状は、埃りと騒音に紛れ、雑踏に苛まれ、あくせく追われる仕事に、日々の不安は健全な精神生活を妨げる圧迫感となり、まさに現実はストレス症状を呈している。

プレイブックスは、それらすべてのうっ積を吹きとばし、自由闊達な活動力を培養し、勇気と自信を生みだす最も楽しいシリーズたらんことを、われわれは鋭意貫かんとするものである。

—創始者のことば— 小澤和一

著者紹介
白鳥早奈英〈しらとり さなえ〉
栄養学博士、心療カウンセラー、健康運動指導士。日本女子大学食物科卒業後、東京農業大学栄養科、米国ジョージア州立大学栄養科、茨城キリスト教大学大学院、帝京平成大学大学院健康科学栄養科などで学ぶ。エモリー大学講師、バークレー科学大学大学院客員研究員。
1982年、日本で初めて栄養学的な面から「食べ合わせ」を提唱。新聞や雑誌での執筆、テレビのコメンテーターなど、幅広く活動を行う。ベストセラーとなった『もっとからだにおいしい野菜の便利帳』(共著・高橋書店)のほか、『最新版　知っておきたい栄養学』(学研パブリッシング)、『長生きしたけりゃ、トマトとたまねぎを食べなさい』(PHP研究所)など著書多数。

体《からだ》にいいつもりが逆効果《ぎゃくこうか》!
やってはいけない「食《た》べ合《あ》わせ」
青春新書 PLAYBOOKS

2015年8月1日　第1刷

著　者　白《しら》鳥《とり》早《さ》奈《な》英《え》

発行者　小澤源太郎

責任編集　株式会社プライム涌光
電話　編集部　03(3203)2850

発行所　東京都新宿区若松町12番1号 〒162-0056　株式会社青春出版社
電話　営業部　03(3207)1916　振替番号　00190-7-98602

印刷・図書印刷　製本・フォーネット社

ISBN978-4-413-21044-7